cocinando para con latinos diabetes

EDICIÓN SEGUNDA

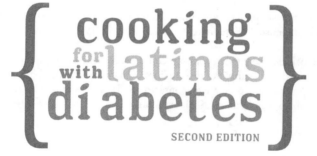

{ cooking for latinos with diabetes }

SECOND EDITION

OLGA V. FUSTÉ, MS, RD, CD

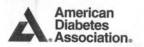

American Diabetes Association

Director, Edición de libros, Abe Ogden; *Editor General*, Greg Guthrie; *Editor encargado de seleccionar y contratar escritores (Acquisitions Editor)*, Victor Van Beuren; *Editora*, Rebekah Renshaw; *Directora de Producción*, Melissa Sprott; *Composición*, ADA; *Diseño de Cubierta*, Jody Billert; *Fotógrafo*, Renée Comet.

Impreso en los Estados Unidos de América

1 3 5 7 9 10 8 6 4 2

Las sugerencias y la información que contiene esta publicación siguen, en términos generales, los lineamientos de las *Clinical Practice Recommendations* (Recomendaciones para la Práctica Clínica) y otras políticas de la American Diabetes Association (Asociación Americana de la Diabetes), pero no representan la política ni la posición de la Asociación ni de ninguno de sus consejos ni comités. Se han tomado pasos razonables para asegurarse de que la información que aquí se presenta sea precisa. Sin embargo, la American Diabetes Association no puede garantizar la seguridad ni la eficacia de ningún producto o servicio que se describa en esta publicación. Se aconseja que se consulte a un médico o a otros profesionales médicos antes de empezar cualquier dieta o programa de ejercicios o de tomar cualquier medicamento que se mencione en esta publicación. Los profesionales deben usar y aplicar su juicio, experiencia y formación profesionales, y no deben depender únicamente de la información que contiene esta publicación, antes de recomendar dietas, ejercicios o medicamentos. La American Diabetes Association, sus oficiales, directores, empleados, voluntarios y miembros no asumen responsabilidad alguna por lesiones, pérdidas o daños de naturaleza personal o de otro tipo que puedan producirse al aplicar las sugerencias o informaciones que contiene esta publicación.

♾ El papel que se utiliza para esta publicación cumple con los requisitos del Estándar del ANSI (Instituto Nacional Estadounidense de Estándares) número Z39.48-1992 (permanencia del papel).

Las publicaciones de la Asociación se pueden comprar con fines comerciales o promocionales o para ventas especiales. Para comprar más de 50 ejemplares de este libro a precio reducido, o para encargar ediciones hechas a la medida con su propio logo, póngase en contacto con la American Diabetes Association en la dirección que aparece más abajo o en booksales@diabetes.org o llame al 703-299-2046.

American Diabetes Association
1701 North Beauregard Street
Alexandria, Virginia 22311

DOI: 10.2337/9781580402941
(Identificador de objeto digital)

Library of Congress Cataloging-in-Publication Data
(Catalogación en la fuente de la Biblioteca del Congreso de los Estados Unidos)

Fuste, Olga V., 1953-
  Cocinando para Latinos con diabetes = Cooking for Latinos with diabetes / Olga Fuste. -- 2nd ed.
    p. cm.
  Includes bibliographical references and index.
  ISBN 978-1-58040-294-1 (pbk.)
  1. Diabetes--Diet therapy--Recipes. 2. Cooking, Latin American. 3. Cookbooks. I. Title. II. Title:
Cooking for Latinos with diabetes.
  RC662.F87 2012
  641.5'6314--dc23
                  2011038344

Director, Book Publishing, Abe Ogden; *Managing Editor,* Greg Guthrie; *Acquisitions Editor,* Victor Van Beuren; *Editor,* Rebekah Renshaw; *Production Manager,* Melissa Sprott; *Composition,* ADA; *Cover Design,* Jody Billert; *Photographer,* Renée Comet.

Printed in the United States of America
1 3 5 7 9 10 8 6 4 2

The suggestions and information contained in this publication are generally consistent with the *Clinical Practice Recommendations* and other policies of the American Diabetes Association, but they do not represent the policy or position of the Association or any of its boards or committees. Reasonable steps have been taken to ensure the accuracy of the information presented. However, the American Diabetes Association cannot ensure the safety or efficacy of any product or service described in this publication. Individuals are advised to consult a physician or other appropriate health care professional before undertaking any diet or exercise program or taking any medication referred to in this publication. Professionals must use and apply their own professional judgment, experience, and training and should not rely solely on the information contained in this publication before prescribing any diet, exercise, or medication. The American Diabetes Association—its officers, directors, employees, volunteers, and members—assumes no responsibility or liability for personal or other injury, loss, or damage that may result from the suggestions or information in this publication.

♾ The paper in this publication meets the requirements of the ANSI Standard Z39.48-1992 (permanence of paper).

ADA titles may be purchased for business or promotional use or for special sales. To purchase more than 50 copies of this book at a discount, or for custom editions of this book with your logo, contact the American Diabetes Association at the address below, at booksales@diabetes.org, or by calling 703-299-2046.

American Diabetes Association
1701 North Beauregard Street
Alexandria, Virginia 22311

DOI: 10.2337/9781580402941

Library of Congress Cataloging-in-Publication Data

Fuste, Olga V., 1953-
 Cocinando para Latinos con diabetes = Cooking for Latinos with diabetes / Olga Fuste. -- 2nd ed.
  p. cm.
 Includes bibliographical references and index.
 ISBN 978-1-58040-294-1 (pbk.)
 1. Diabetes--Diet therapy--Recipes. 2. Cooking, Latin American. 3. Cookbooks. I. Title. II. Title: Cooking for Latinos with diabetes.
 RC662.F87 2012
 641.5'6314--dc23
                    2011038344

*Este libro es dedicado
a mi esposo e hijo,
quienes me permitieron
el tiempo para emprender esta aventura,
y a mi madre, parientes, y amigos
con diabetes que inspiraron mi trabajo.*

*This book is dedicated
to my husband and son,
who allowed me the time
to embark on this adventure,
and to my mother, relatives, and friends
with diabetes who inspire my work.*

Contenido

Contents

Créditos

Mi gratitud a muchos individuos que generosamente compartieron sus recetas para este libro. Su ayuda ha sido inestimable en la representación de muchos platos regionales y nacionales de América Latina. Un reconocimiento especial a Dona Carmen Luigi de Cervantis, quiera por anos compartió sus conocimientos de cocina conmigo. Gracias especiales a la Asociación Americana de Diabetes por esta oportunidad; a Madelyn Wheeler por los análises nutritivos; y a Connie Hay por probar las recetas. Sin la previsión de la Asociación Americana de Diabetes y la brega de este equipo, este libro no habría sido posible.

Acknowledgments

My gratitude to the many individuals who generously shared their recipes for this book. Their help was invaluable in representing the many regional and national dishes of Latin America. Special recognition to Mrs. Carmen Luigi de Cervantis, who for many years shared her cooking knowledge with me. Special thanks to the American Diabetes Association for this opportunity; to Madelyn Wheeler for the nutritional analyses, and to Connie Hay for the recipe testing. Without the foresight of the American Diabetes Association and the hard work of this team, this book would have not been possible.

Introducción

Las comidas latinoamericanas son deliciosas! No hay nada más rico que tamales frescos o un robusto sancocho o un pastel de choclo calientito. ¡Las tradiciones sabrosas de la cocina latina han sido pasadas cuidadosamente de un cocinero al siguiente (próximo), y la calidad y la variedad de las recetas, refinadas a lo largo de los siglos, son suficiente para hacerle "la boca agua a cualquiera"!

Pero si usted es latino y tiene diabetes, usted está probablemente preocupado por la necesidad de abandonar muchas de sus comidas favoritas. Usted sabe, que el comer sano puede ayudar a controlar su diabetes. Usted sabe que es importante seguir un plan de comida diseñado solamente para usted, el que le ayudará a mantener sus niveles de glicemia donde usted los quiere. ¿Pero cómo hace Ud esto y sigue disfrutando de los sabores y las tradiciones culinarias de su cultura?

La buena noticia es que los productos de alimentación básicos latinos ya están incluidos en su plan de comida. Una variedad de carnes y mariscos, muchas frutas y verduras, nueces y granos, tortillas, hierbas frescas . . . ¡Usted no tiene que dejar ninguno de estos! Eso si hay dos cosas que usted realmente tiene que observar: la cantidad de carbohidratos (carbos) que hay en estos productos de alimentación y la manera en la cual usted los cocina.

¿Por qué Contar Carbos?

Muchos cocineros latinos siguen ofreciendo el arroz, frijoles, y pastas en la misma comida. Esto es sencillamente demasiado carbo para la gente con diabetes. ¡Añada encima las tortillas, platos principales con el grano o el pastel, la cerveza o el vino con la cena, y postres dulces . . . ¡no hay nada de asombroso que su glicemia esté fuera de control! No es solamente el azúcar que hace su glicemia subir: las patatas lo hacen también, el pan, fideos . . . cualquier alimento con carbohidrato.

Es por eso que debe contar los gramos de carbo que usted come. Los carbohidratos sus niveles de glucosa en la sangre . . . y se los va a elevar de manera predecible. Si usted come la misma cantidad de carbo en cada comida y meriende e bocado, las posibilidades son que sus niveles de glucosa en la sangre se adaptarán a un modelo estable, dándole mayor control de glucosa y un menor riesgo de complicaciones de diabetes. Usted también puede añadir productos de alimentación nuevos a su plan de comida si usted cuenta los gramos de carbo en ellos—entonces todo lo que tiene que hacer es sustituir un carbo por otro.

¿Cómo cuenta usted los carbo? Primero, usted tiene que saber el número de

Introduction

Latin American foods are delicious! There isn't anything as wonderful as fresh tamales or hearty sancocho or warm pastel de choclo. The tasty traditions of the Latin kitchen are carefully passed from one cook to the next, and the quality and variety of the recipes, refined over the centuries, are enough to make anyone's mouth water!

But if you're Latino and you have diabetes, you're probably worried about having to give up many of your favorite foods. You know healthy eating can help control your diabetes. You know it's important to follow a meal plan designed just for you, one that will help you keep your blood sugar levels where you want them. But how do you do that and still enjoy the flavors and culinary traditions of your culture?

The good news is that basic Latin foods are already included in your meal plan. A variety of meats and seafood, plenty of fruits and vegetables, crunchy nuts and grains, chewy tortillas, fresh herbs . . . you don't need to give any of these up! There are two things you do need to watch, though: how much carbohydrate (carb) is in these foods and how you cook them.

Why Count Carbs?

Many Latino cooks continue to offer rice, beans, and pasta in the same meal. This is just too much carb for people with diabetes. Add in tortillas, main dishes with corn or pastry, beer or wine with dinner, and sweet desserts . . . it's no wonder your blood sugar is out of control! It's not just sugar that makes your blood sugar go up: potatoes do it too, bread, noodles . . . any food with carbohydrate.

That's why you should count the grams of carb you eat. Carb raises your blood glucose levels . . . and it raises them in predictable ways. If you eat about the same amount of carb at each meal and snack, chances are your blood glucose levels will settle into a steady pattern, giving you greater glucose control and a much-reduced risk of diabetes complications. You can also add new foods to your meal plan if you count the grams of carb in them—then you just substitute one carb-containing food for the other.

How do you count carb? First, you need to know the number of carb grams in the food you're eating. If you're following the exchange meal planning system, each starch, fruit, and milk serving has about 15 grams of carbohydrate. A vegetable serving has about 5 grams of carbohydrate. The carb choices meal planning system also has 15 grams of carbohydrate per serving.

gramos de carbo en el alimento que usted está comiendo. Si usted sigue el sistema de planificación de comida de intercambios, cada almidón, fruta, y porción de leche tienen aproximadamente 15 gramos de carbohidrato. Una porción de verdura tiene aproximadamente 5 gramos de carbohidrato. El sistema de planificación de comida de opciones de carbos también tiene 15 gramos de carbohidrato por porción.

Si usted mira los Datos de Nutrición en la etiqueta de alimentos, usted encontrará los gramos de carbo por porción en una lista llamada Carbohidrato Total. Bajo los Carbohidrato Total están los Azúcares y la Fibra Dietética. No haga caso a los Azúcares porque ellos son incluídos en los carbos totales. Pero, si usted come más de 5 gramos de fibra, usted puede restarlo de la cuenta total de carbo. (Otra razón por la cual los productos altos en fibra son muy saludables para usted.)

Después, usted tiene que saber cuantos gramos de carbo puede comer en cada comida, basado en su plan de tratamiento de diabetes (el ejercicio, píldoras de diabetes, y/o insulina). La mayoría de los adultos necesitan aproximadamente 60–75 gramos de carbohidrato en cada comida.

Es importante medir el tamaño de las porciónes. Una porción más grande tiene más carbo. Sume sus totales de carbo en cada comida, e intente seguir sus totales dentro de su objectivo para aprovechar las ventajas de mejor control de la glucosa en la sangre. (Para más información, compruebe con el *Complete Guide to Carbohydrate Counting* del ADA.)

Gran Sabor, Método Diferente

El método para cocinar que usted usa puede añadir cantidades malsanas de grasa, sodio, y calorías a la cocina latina. Este libro presenta las versiones más sanas de clásicos favoritos sin perder el sabor. Usted puede ajustar las comidas favoritas de su familia siguiendo los consejos dados abajo.

❖ Reduzca el empleo de grasas de animal, como la manteca de cerdo y la mantequilla, y corte la grasa visible de las carnes. Use aceites vegetales para la cocina, en líquido o en forma para rociar y en pequeñas cantidades.

❖ Reduzca el empleo de cualquier tipo de grasa. En muchos casos, usted puede reducir la cantidad de grasa pedida en una receta por 1/3 o 1/2 sin afectar el resultado.

❖ Evite productos con ácidos grasos trans (trans fatty acids). Ellos son malos para su corazón. Están presentes en aceites vegetales hidrogenados que usted encuentra en productos procesados, y en productos fritos, también. Lea las etiquetas de los alimentos para saber que alimentos continen estos ácidos grasos.

If you look at the Nutrition Facts on a food label, you'll find the carb grams per serving listed under Total Carbohydrate. Under Total Carbohydrate is Sugars and Dietary Fiber. Ignore the Sugars because they are included in the Total Carb. But, if you eat more than 5 grams of fiber, you can subtract it from the total carb count. (Another reason why high-fiber foods are a healthy bonus for you.)

Next, you need to know how many grams of carb to eat at each meal, based on your diabetes treatment plan (exercise, diabetes pills, and/or insulin). Most adults need about 60–75 grams of carbohydrate at each meal.

It's important to measure your serving sizes. A bigger serving has more carb. Add up your carb totals at each meal, and try to keep your totals within your range to get the benefits of better blood glucose control. (For more information, check out ADA's *Complete Guide to Carbohydrate Counting*.)

Same Great Flavor, Different Method

The cooking method you use can add unhealthy amounts of fat, sodium, and calories to Latin cuisine. This book presents healthier versions of classic favorites without losing the flavor. You can adjust your family favorites by following the tips below.

❖ Reduce the use of animal fats, such as lard and butter, and cut off visible fat on meats. Use vegetable oils for cooking, either in liquid or spray form and in small amounts.

❖ Reduce the use of any type of fat. In many cases, you can cut down the amount of fat called for in a recipe by 1/3 or 1/2 without affecting the result.

❖ Avoid products with trans fatty acids. They are bad for your heart. They are present in hydrogenated vegetable oils that you find in processed foods and stick margarine and in restaurant fried foods, too. Read food labels to see where they are.

❖ Use low-fat dairy products. We're lucky to have so many varieties of low-fat cheese, yogurt, ice cream, sour cream, and milk on the market!

❖ Bake, steam, boil, or grill foods. Empanadas, a classic Latino favorite, are traditionally fried, but they are just as delicious baked.

❖ Use less added salt and sugar. Taste foods before automatically adding them, and gradually retrain your taste buds to appreciate the natural flavor of foods.

❖ Use fresh foods as much as possible. Processed foods usually have added salt, sugar, or fat. Read food labels!

❖ Plant a fruit and vegetable garden, if your climate allows. You will have fresh produce and herbs handy, and you'll get some exercise!

❖ Use productos lácteos bajos en grasas. ¡Tenemos la suerte de tener tantas variedades en el mercado de queso bajo en grasas, yogur, helado, nata ácida, y leche!

❖ Hornear, cocer al vapor, hervir, o asar a la parrilla. Las empanadas, un favorito clásico latino, tradicionalmente son fritas, pero son deliciosas al horno.

❖ Use menos sal y azúcar. Pruebe las comidas antes de automáticamente añadir sal o azúcar, y gradualmente entrene sus papilas de gusto para apreciar el sabor natural de las comidas.

❖ Use productos frescos siempre que sea posible. A los productos procesados por lo general le agregan sal, azúcar, o grasa. ¡Lea las etiquetas de alimentos!

❖ Plante un jardín de fruta y verduras, si su clima se lo permite. ¡Usted tendrá productos frescos y hierbas a la mano, y también conseguirá hacer ejercicio!

❖ Intente comer porciones más pequeñas. Mastique despacio y disfrute de cada bocado. La mayor parte de nosotros comemos más de lo que necesitamos cada día. Trate de encontrar otros modos de relajación o de recompensarse a usted mismo.

Este libro fue diseñado para ayudarle a conseguir sus niveles de glicemia donde usted los quiere mientras sigue disfrutando de la deliciosa cocina latina. Cada receta ha sido rebajada en grasa y se indican los gramos de carbohidrato por porción estan indicados. (El análisis de receta es hecho con el primer ingrediente listado si hay varias opciones en la lista, y no incluye ingredientes opcionales o sugerencias para servir.) Disfrute de estas recetas e inclúyalas en su diario vivir. *¡Salud!*

❖ Try to eat smaller portions. Chew slowly and enjoy each bite. Most of us eat more than we need each day. Try to find other ways of relaxing or rewarding yourself.

This book was designed to help you get your blood sugar levels where you want them while still enjoying delicious Latin cooking. Each recipe is lower in fat and has the grams of carbohydrate per serving listed for you. (The recipe analysis is done with the first ingredient if several choices are listed, and does not include optional ingredients or serving suggestions.) Enjoy these recipes and include them in your healthy lifestyle. *Salud!*

Bebidas/ Beverages

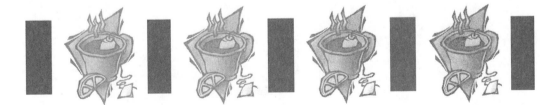

Bebidas

Aunque muchas de las frutas tropicales disponibles en Latinoamérica son dulces naturalmente, la costumbre es de añadir azúcar. Antes de agregar azúcar a cualquier producto con frutas frescas, pruébelo. Acostumbre a su paladar a usar menos azúcar. Recuerde que añadiendo más azúcar significa que debe contarla como parte de los carbohidratos diarios y debe comer menos de otros carbohidratos como arroz o papas.

Beverages

Although many tropical fruits available in Latin America are naturally sweet, many cooks add sugar automatically. Before adding sugar to fresh fruit, taste it first. Start getting your palate used to less sugar. If you need more sugar, count it as part of your daily carbohydrate total and eat less of another carbohydrate food, like rice or potatoes.

Bebidas

Beverages

Batido de Papaya

Porciones: 6 / Tamaño de una Porción: 1 taza

Esta es una gran manera de utilizar ésta fruta tropical.

1 taza de papaya madura, cortada en trozos, sin cáscara
4 tazas de leche, sin grasa
2 cdas azúcar
1/4 cdta jugo de lima (limón verde)
1/2 cdta extracto de vainilla
1 taza hielo picado

1. Licúe todos los ingredientes hasta quedar suave y cremoso.

Intercambios/Opciones
1/2 Fruta • 1/2 Leche sin Grasa

Calorías	80
Calorías de la Grasa	0
Grasa Total	0.0 g
Grasa Saturada	0.1 g
Grasa Trans...........	0.0 g
Colesterol	5 mg
Sodio	70 mg
Carbohidrato	15 g
Fibra Dietética.........	0 g
Azúcares...........	14 g
Proteína	6 g

Papaya Shake

Serves: 6 / Serving size: 1 cup

This is a great way to use this tropical fruit.

    1 cup ripe papaya, cut into chunks, peeled
    4 cups fat-free milk
    2 Tbsp sugar
    1/4 tsp lime juice
    1/2 tsp vanilla extract
    1 cup crushed ice

1. Blend all ingredients until smooth and creamy.

Exchanges/Choices
1/2 Fruit • 1/2 Fat-Free Milk

Calories	80
Calories from Fat	0
Total Fat	0.0 g
Saturated Fat	0.1 g
Trans Fat	0.0 g
Cholesterol	5 mg
Sodium	70 mg
Total Carbohydrate	15 g
Dietary Fiber	0 g
Sugars	14 g
Protein	6 g

Batido de Fruta con Yogur

Porciones: 3 / Tamaño de una Porción: 3/4 taza

Si está recuperandose de una gripa o de disturbios estomacales, pruebe éste batido de fruta con yogur. En casos de problemas estomacales o cuando se ha estado tomando antibióticos, el yogur con cultivos vivos de lactobacilos ayuda a restablecer los organismos beneficiosos en los intestinos. Para estar seguro que el yogur tiene cultivos activos debe verificar la etiqueta.

- 1 fruta, mediana, sin cáscara: durazno, guineo (banana, cambur) maduro, o nectarín, o 3/4 taza de fresas, frambuesas, moras, papaya, o mango maduro
- 1 taza de yogur, bajo en grasa, de sabor natural o del sabor de su preferencia, sin azúcar
- 1 taza de leche, sin grasa
- 1/4 cdta extracto de vainilla
- 4 cubitos de hielo, picados
- 1/2 cdta jugo lima o limón verde (si usa mango)

1. Licúe todos los ingredientes hasta quedar suave y cremoso.

Intercambios/Opciones
1/2 Fruta ● 1/2 Leche sin Grasa

Calorías	85
Calorías de la Grasa	0
Grasa Total	0.0 g
Grasa Saturada	0.1 g
Grasa Trans	0.0 g
Colesterol	5 mg
Sodio	90 mg
Carbohidrato	15 g
Fibra Dietética	1 g
Azúcares	14 g
Proteína	7 g

Yogurt Fruit Shake

Serves: 3 / Serving size: 3/4 cup

If you are recovering from the flu or an upset stomach, try this Yogurt Fruit Shake, especially if you were on antibiotics. It's a good idea to replenish your helpful intestinal organisms with yogurt's active *Lactobacillus* cultures. Check the label to make sure the yogurt has active cultures.

    1 medium ripe fruit such as a peach, banana, or nectarine, peeled, or 3/4 cup
        sliced strawberries, papaya, or mango or whole raspberries or blueberries.
    1 cup plain fat-free yogurt or no-sugar-added fat-free fruit-flavored yogurt
    1 cup fat-free milk
 1/4 tsp vanilla extract
    4 ice cubes, crushed
 1/2 tsp lime juice (if you use mango)

1. Blend all ingredients until smooth and creamy.

Exchanges/Choices
1/2 Fruit ● 1/2 Fat-Free Milk

Calories	85
Calories from Fat	0
Total Fat	0.0 g
Saturated Fat	0.1 g
Trans Fat	0.0 g
Cholesterol	5 mg
Sodium	90 mg
Total Carbohydrate	15 g
Dietary Fiber	1 g
Sugars	14 g
Protein	7 g

Champola de Guineo (Banana, Cambur) & Naranja (China)

Puerto Rico

Porciones: 8 / Tamaño de una Porción: 1 taza

Cuando se le añade leche a los refrescos de frutas, en Puerto Rico se les conoce como champolas. La más popular es la de guanábana. Pruebe esta receta antes de añadirle azúcar o endulzador (edulcorante) artificial.

 1 1/2 taza de banana madura
 1 1/2 taza de jugo de naranja, al natural
     4 tazas de leche, sin grasa
 1/4 cdta de extracto de vainilla

1. Licúe mitad de los ingredientes hasta quedar suave y cremoso, luego licúe el resto. Combine y sirva de inmediato.

Intercambios/Opciones
1/2 Fruta • 1/2 Leche sin Grasa

Calorías	90
Calorías de la Grasa	0
Grasa Total	0.0 g
Grasa Saturada	0.1 g
Grasa Trans	0.0 g
Colesterol	0 mg
Sodio	50 mg
Carbohidrato	17 g
Fibra Dietética	1 g
Azúcares	14 g
Proteína	5 g

Banana Orange Champola

Puerto Rico

Serves: 8 / Serving size: 1 cup

When Puerto Ricans add milk to fruit juice they call the drink a champola. The most popular is made with a fruit called soursop. Taste this recipe before you add a little bit of sugar or artificial sweetener to it.

> 1 1/2 cups sliced ripe banana
> 1 1/2 cups orange juice, no sugar added
> 4 cups fat-free milk
> 1/4 tsp vanilla extract

1. Blend half of all ingredients until smooth and creamy, then blend second batch. Combine and serve immediately.

Exchanges/Choices
1/2 Fruit • 1/2 Fat-Free Milk

Calories	90
Calories from Fat	0
Total Fat	0.0 g
Saturated Fat	0.1 g
Trans Fat	0.0 g
Cholesterol	0 mg
Sodium	50 mg
Total Carbohydrate	17 g
Dietary Fiber	1 g
Sugars	14 g
Protein	5 g

Resbaladera

Centro América

Porciones: 6 / Tamaño de una Porción: 3/4 taza

En la región de Guanacaste en Costa Rica hace mucho calor. Cuando llegamos a Liberia nos refrescamos con una resbaladera. En otros países latinos, también se preparan bebidas similares usando agua en vez de leche. Si está contando de calorías, use agua.

     1/2 taza de arroz crudo
        1 cda cebada en grano
    2 1/2 tazas de agua
        1 palito (astilla) de canela
     1/2 cdta nuez moscada
        2 tazas de leche sin grasa
        1 cdta extracto de vainilla
     1/4 cdta sal
        2 tazas hielo picado

1. Remoje el arroz y la cebada en agua por lo menos 1 hora.
2. Añada la canela y nuez moscada y deje hervir. Reduzca a fuego mediano y cocine hasta que el arroz y la cebada esten blandos, unos 25 minutos. Añada 1/2 taza agua caliente, si es necesario.
3. Hierva suavemente a fuego lento hasta que todos los ingredientes estén suaves y espesos. La mezcla debe quedar suave, no firme como para arroz blanco.
4. Deje refrescar y remueva la astilla de canela. Licúe con la leche, vainilla, sal, y hielo hasta quedar suave y cremoso.

Intercambios/Opciones
1/2 Almidón • 1/2 Leche sin Grasa

Calorías	95
Calorías de la Grasa	0
Grasa Total	0.0 g
Grasa Saturada	0.1 g
Grasa Trans	0.0 g
Colesterol	0 mg
Sodio	130 mg
Carbohidrato	18 g
Fibra Dietética	1 g
Azúcares	4 g
Proteína	4 g

Slippery Rice & Barley

Central America

Serves: 6 / Serving size: 3/4 cup

The Guanacaste region in Costa Rica is very hot. When we arrive in Liberia, we cool down with a very cold and "slippery" drink. In other Latin American countries, similar beverages are prepared with water instead of milk. If you are counting calories, use water.

    1/2 cup uncooked rice
        1 Tbsp whole-grain barley
    2 1/2 cups water
        1 cinnamon stick
    1/2 tsp nutmeg
        2 cups fat-free milk
        1 tsp vanilla extract
    1/4 tsp salt
        2 cups crushed ice

1. Soak rice and barley in water for at least 1 hour.
2. Add cinnamon stick and nutmeg and bring to a boil. Reduce heat to medium and cook until rice and barley are tender, about 25 minutes. Add 1/2 cup additional hot water, if necessary.
3. Simmer on low heat until all ingredients are soft and thick. The mixture should be very soft, not firm as with typical cooked rice.
4. Allow mixture to cool and remove cinnamon stick. Blend with milk, vanilla, salt, and ice until smooth and creamy.

Exchanges/Choices
1/2 Starch • 1/2 Fat-Free Milk

Calories	95
Calories from Fat	0
Total Fat	0.0 g
Saturated Fat	0.1 g
Trans Fat	0.0 g
Cholesterol	0 mg
Sodium	130 mg
Total Carbohydrate	18 g
Dietary Fiber	1 g
Sugars	4 g
Protein	4 g

Ponche de Frutas

Porciones: 7 / Tamaño de una Porción: 3/4 taza

Los ponches de frutas son comunes durante las fiestas de Navidad y para celebraciones especiales. Si va a preparar esta receta para una fiesta, coloque una cereza al marrasquino y un pedacito de lima (limón verde) en cada espacio de una cubeta de hielo. Llene la cubeta de agua y congélela. Añada el hielo afrutado al ponche antes de servir.

> 2 tazas jugo de naranja frío, sin azúcar añadida
> 1 taza jugo de piña (ananá) frío, sin azúcar añadida
> 1/2 taza jugo de manzana frío, sin azúcar añadida
> 4 cdas jugo de limas (limón verde)
> 1 naranja mediana, rebanada
> 1/2 manzana mediana, en cuadritos
> 1/2 carambola grande, rebanada
> 2 tazas agua carbonatada sin sabor o con sabor a naranja mandarina o lima, puede ser de dieta

1. Mezcle todos los ingredientes antes de servir.

Intercambios/Opciones
1 1/2 Fruta

Calorías	80
Calorías de la Grasa	0
Grasa Total	0.0 g
Grasa Saturada	0.0 g
Grasa Trans	0.0 g
Colesterol	0 mg
Sodio	20 mg
Carbohidrato	19 g
Fibra Dietética	1 g
Azúcares	15 g
Proteína	1 g

Fruit Punch

Serves: 7 / Serving size: 3/4 cup

Fruit punches are widely used during the holiday season and for special cele-
brations. If you are preparing this recipe for a party, place a maraschino cherry
and a piece of lime in each space of an ice tray. Fill with water and freeze, and
then add to the punch before serving.

> 2 cups cold orange juice, no sugar added
> 1 cup cold pineapple juice, no sugar added
> 1/2 cup cold apple juice, no sugar added
> 4 Tbsp lime juice
> 1 medium orange, sliced
> 1/2 medium apple, cut into chunks
> 1/2 large starfruit (carambola), sliced
> 2 cups plain cold soda water (or you can try orange- or lime-flavored
> carbonated water or sugar-free soda)

1. Mix all ingredients just before serving.

Exchanges/Choices
1 1/2 Fruit

Calories	80
Calories from Fat	0
Total Fat	0.0 g
Saturated Fat	0.0 g
Trans Fat	0.0 g
Cholesterol	0 mg
Sodium	20 mg
Total Carbohydrate	19 g
Dietary Fiber	1 g
Sugars	15 g
Protein	1 g

Refresco de Piña (Ananás)

Porciones: 9 / Tamaño de una Porción: 3/4 taza

¡La piña fresca le dará mejor sabor a esta bebida!

> 4 tazas jugo de piña, sin azúcar añadida
> 1/2 taza piña fresca o enlatada en su propio jugo (escurrida)
> 3 tazas agua, agua mineral o agua gaseosa, sin azúcar, con sabor a limón/lima

1. Licúe todos los ingredientes hasta quedar suave y cremoso.

Intercambios/Opciones
1 Fruta

Calorías	65
Calorías de la Grasa	0
Grasa Total	0.0 g
Grasa Saturada	0.0 g
Grasa Trans	0.0 g
Colesterol	0 mg
Sodio	20 mg
Carbohidrato	15 g
Fibra Dietética	0 g
Azúcares	12 g
Proteína	0 g

Pineapple Cooler

Serves: 9 / Serving size: 3/4 cup

Fresh pineapple really adds flavor to this drink!

    4 cups pineapple juice, no sugar added
1/2 cup pineapple, fresh or canned in own juice (drained)
    3 cups water, mineral water, or lemon/lime-flavored soda water

1. Blend all ingredients until smooth.

Exchanges/Choices
1 Fruit

Calories	65
Calories from Fat	0
Total Fat	0.0 g
Saturated Fat	0.0 g
Trans Fat	0.0 g
Cholesterol	0 mg
Sodium	20 mg
Total Carbohydrate	15 g
Dietary Fiber	0 g
Sugars	12 g
Protein	0 g

Agua o Refresco de Tamarindo

México y Caribe

Porciones: 4 / Tamaño de una Porción: 1/2 taza

Pruebe algunas frutas exóticas tropicales en sus bebidas. Puede conseguir los tamarindos, la carambola y la guanábana en los colmaditos o bodegas latinas o en los mercados orientales. Los tamarindos tienden a ser un poco ácidos, pero según maduran se ponen más dulces. Esta receta le enseñará a cocer esta fruta, pero también puede encontrar la pulpa y el jugo de esta fruta, ya preparada en los mercados.

> 12 onzas tamarindos
> 3 tazas agua
> 1/4 taza azúcar

1. Remueva la cáscara exterior y lave los tamarindos. Corte en pedazos, entre las semillas.

2. En una cacerola mediana hierva el tamarindo y el agua, luego reduzca a fuego lento, cubra y hierva suavemente por 10–15 minutos. Remueva del fuego y deje enfríar. Refrigere por la noche.

3. Cuele para deshacerse de la semillas pero guarde el líquido y la pulpa de la fruta. Muela la pulpa y mezcle 1/4 de ella en el líquido. Añada azúcar y revuelva. Sirva en vasos sobre hielo.

Intercambios/Opciones
1 Carbohidrato

Calorías 65
   Calorías de la Grasa 0
Grasa Total . . . . 0.0 g
   Grasa Saturada . . . . 0.0 g
   Grasa Trans . . . . 0.0 g
Colesterol . . . . 0 mg
Sodio . . . . 10 mg
Carbohidrato . . . . 17 g
   Fibra Dietética . . . . 0 g
   Azúcares . . . . 17 g
Proteína . . . . 0 g

Iced Tamarind

Mexico and Caribbean

Serves: 4 / Serving size: 1/2 cup

Try some exotic tropical fruits in your beverages! Look for tamarinds, starfruit, and soursop in Latin, Asian, or specialty markets. Tamarinds can be sour, but they get sweeter as they ripen. This recipe shows you how to cook the fruit, but you can buy already prepared juice and pulp in the markets.

```
12 oz tamarinds
 3 cups water
1/4 cup sugar
```

1. Remove the outside shell of the tamarinds, wash, and cut into pieces between the seeds.
2. Bring water and tamarind to a boil in a medium saucepan, then lower the heat, cover, and simmer for 10–15 minutes. Remove from heat and allow to cool. Refrigerate overnight.
3. Strain liquid, reserving liquid and pulp and discarding seeds. Mash pulp and stir 1/4 of it into liquid. Add sugar and stir. Serve over ice.

Exchanges/Choices
1 Carbohydrate

Calories	65
Calories from Fat	0
Total Fat	0.0 g
Saturated Fat	0.0 g
Trans Fat	0.0 g
Cholesterol	0 mg
Sodium	10 mg
Total Carbohydrate	17 g
Dietary Fiber	0 g
Sugars	17 g
Protein	0 g

Sangría

América Latina

Porciones: 12 / Tamaño de una Porción: 3/4 taza

De esta tradición española existen muchísimas variaciones. Cada familia tiene su favorita para ocasiones especiales y festivas. Puede utilizar cualquier clase de agua: agua regular, agua mineral con o sin gas, agua gaseosa con sabor de limón o jengibre, o los productos de dieta. (Use agua sin carbonatación o gas, si no va a usar toda la sangría de una vez. Durante el almacenaje, la sangría pierde la carbonatación.) Puede usar cualquier fruta: pruebe manzana, guineo (banana, cambur), melocotón, fresa, o frambuesa. ¡Comienze con esta receta básica y experimente!

- 6 clavos de olor
- 6 naranjas, en rebanadas sin pelar
- 4 tazas vino tinto, frío
- 1 envase de 6 onzas de jugo de naranja congelado, sin diluir
- 3/4 taza jugo de lima (limón verde) fresco
- 1/4 taza azúcar
- 4 tazas de agua, agua mineral con o sin gas, agua carbonatada con sabor de limón o jengibre, fría

1. Ponga 1 clavo de olor en la cáscara de cada rebanada de naranja. En un envase grande mezcle todos los ingredientes, excepto el agua carbonatada. Deje reposar unos 20 minutos.

2. Agregue el agua carbonatada, mezcle bien y sirva inmediatamente en un vaso mediano con mucho hielo. Guarde el resto en el refrigerador.

Intercambios/Opciones
1 Carbohidrato • 1/2 Alcohol

Calorías	110
Calorías de la Grasa	0
Grasa Total	0.0 g
Grasa Saturada	0.0 g
Grasa Trans	0.0 g
Colesterol	0 mg
Sodio	25 mg
Carbohidrato	15 g
Fibra Dietética	1 g
Azúcares	14 g
Proteína	1 g

Sangría

Latin America

Serves: 12 / Serving size: 3/4 cup

This Spanish tradition has many variations. Each family has its own special recipe for festive occasions. You can use any water: plain, carbonated, lemon- or ginger-flavored, or no-sugar-added flavored soda. (Use uncarbonated water if you are not using all the sangría at once. During storage the carbonation will be lost.) You can use almost any fruit: try apples, bananas, peaches, strawberries, or raspberries. Start with the basic recipe below and experiment!

       6 whole cloves
       6 unpeeled orange slices (1 medium orange)
       4 cups cold red wine
       1 6-oz can frozen orange juice
    3/4 cup fresh lime juice
    1/4 cup sugar
       4 cups cold soda water

1. Place a whole clove on the peel of each orange slice. Combine all ingredients except water in a large bowl and allow to rest for 20 minutes.
2. Add the water, stir, and serve immediately over ice. Refrigerate leftovers.

Exchanges/Choices
1 Carbohydrate • 1/2 Alcohol

Calories	110
Calories from Fat	0
Total Fat	0.0 g
Saturated Fat	0.0 g
Trans Fat	0.0 g
Cholesterol	0 mg
Sodium	25 mg
Total Carbohydrate	15 g
Dietary Fiber	1 g
Sugars	14 g
Protein	1 g

Salsas/
Salsas & Sauces

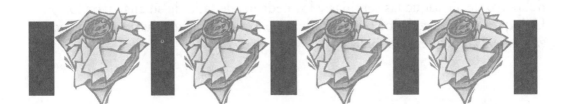

Salsas

Una gran manera de agregar sabor a las comidas Latinas, sin añadir grasa, calorías, o carbohidratos, es utilizando chiles. Hay tantas variaciones de salsa como hay cocineros. Utilice diferentes variedades de chile para ver qué combinaciones de sabor le agradan más. Si prefiere sabor menos picante, use chiles o pimientos dulces.

La sustancia que hace que los chiles sean picantes se llama capsisaina. Cuando su piel o boca entra en contacto con capsisaina su cerebro libera productos químicos llamados endomorfinas para aliviar el dolor. (Estos son los mismos productos químicos liberados durante ejercicio regular.) Entre mayor la concentración de capsisaina, mayor la cantidad de endomorfinas que el cuerpo libera. En algunos, eso causa un estado de euforia natural, y para aquellos que no pueden vivir sin los chiles picantes, esta es la razón para comerlos.

En aquellos que no toleran el "fuego" del chile, recuerde que la concentración mayor de la capsisaina es en la costilla o la vena blanca de los chiles o pimientos picantes. Las semillas por estar en contacto con la vena, también pueden llegar a ser muy picantes. Eliminando estas partes del chile reduce considerablemente el "fuego." Para mitigar un poco el "fuego," también puede remojar el chile, sin las venas y sin semillas, en agua caliente, por lo menos 15 minutos. Busque en la Tabla de Chiles en la página 280 para ver que tan caliente es su chile favorito.

Además tiene que protegerse las manos cuando trabaja con los chiles más picantes. Los chiles le pueden quemar las manos, boca, y estómago. Use guantes. Si se le pega el chile en las manos, enjuaguese con agua tibia, luego frote las manos con sal y luego con yogur o remojelas en leche. Y no importa lo que pase, evite el contacto con los ojos.

Para hacer hojuelas de chile, pimiento o ají picante para usar en recetas en vez del polvo de ají, saque las semillas y los pedazos de tallo de su ajís favoritos. Coloque en un mezclador o procesador de comida y mezcle hasta que los pedazos parezcan pequeñas hojuelas.

Salsas & Sauces

Using spicy chile peppers is a great way to add flavor and zip to Latin foods without adding extra fat, calories, or carbohydrate! There are as many variations of salsas and sauces as there are cooks. Try using different varieties of chile peppers to see which flavor combinations you like best. If you like mild flavor, use bell or sweet peppers.

The substance that makes peppers hot is called capsaicin. When your skin or mouth comes into contact with capsaicin, your brain releases chemicals called endorphins to relieve the pain. (These are the same chemicals released during regular exercise.) The higher the capsaicin concentration, the more endorphins are released. For some people, endorphins cause a natural euphoric state or "high." Some people get hooked on eating hot peppers for this reason!

If you don't like the heat, remember that the largest concentration of capsaicin is in the white rib or vein of the peppers. The seeds in contact with this vein are also hot. Taking the seeds and veins out will reduce the chile's heat. You can also soak chiles without veins or seeds in hot water for at least 15 minutes to further reduce their heat. Check out the Chile Chart on page 281 to see how your favorite chile rates.

You need to protect your hands when working with chiles. Chiles can actually burn your hands, mouth, and stomach. Use gloves. If a hot chile touches your skin, rinse the area with lukewarm water, then rub it with salt, then with yogurt or soak in milk. Never touch your eyes when working with chile peppers!

To make hot chile flakes to use in recipes instead of chile powder, remove the seeds and pieces of stem from your favorite chiles. Place in a blender or food processor and blend until the pieces become small flakes.

Salsas

Salsas & Sauces

Salsa Fresca

México y Centro América

Porciones: 14 / Tamaño de una Porción: 1/4 taza

Conocida en algunos lugares como Pico de Gallo, esta salsa, que no falta en los hogares a través de México y Centro América, es también muy popular en restaurantes en USA. Los ingredientes pueden combinarse en diferentes proporciones, siempre con el mismo resultado—¡Exquisito!

   3 tomates (jitomates) grandes, pelados, en cuadritos
1/2 taza cebolla blanca, picada finita
1/2 jalapeño, picado, sin semillas y desvenado
   1 chile Anaheim, sin semillas y desvenado
1/2 chile o pimiento dulce, rojo, picado
   2 cdas cilantro, picado
1/2 cdta sal
    Jugo fresco de 1/2 lima (limón verde)
   1 cdta vinagre de vino blanco
   1 cda agua o jugo de tomate

1. Combine todos los ingredientes, mezcle bien, y deje reposar por 30 minutos. Sirva con todo.

Intercambios/Opciones
Alimentos no Restringidos

Calorías 15
  Calorías de la Grasa 0
Grasa Total . . . . 0.0 g
  Grasa Saturada . . . . 0.0 g
  Grasa Trans . . . . 0.0 g
Colesterol . . . . 0 mg
Sodio . . . . 85 mg
Carbohidrato . . . . 3 g
  Fibra Dietética . . . . 1 g
  Azúcares . . . . 2 g
Proteína . . . . 1 g

Fresh Salsa

Mexico and Central America

Serves: 14 / Serving size: 1/4 cup

Also known as Pico de Gallo, this salsa, which is always available in homes
throughout Mexico and Central America, is also popular in restaurants in the
United States. The ingredients can be combined in different proportions,
always with magnificent results!

   3 large tomatoes, peeled and diced
   1/2 cup finely chopped white onion
   1/2 jalapeño pepper, seeded, deveined, and chopped
   1 Anaheim pepper, seeded, deveined, and chopped
   1/2 red bell pepper, chopped
   2 Tbsp chopped cilantro
   1/2 tsp salt
      fresh juice from 1/2 lime
   1 tsp white wine vinegar
   1 Tbsp water or tomato juice

1. Combine all ingredients, mix well, and let stand for 30 minutes. Serve with
   everything.

Exchanges/Choices
Free food

Calories	15
Calories from Fat	0
Total Fat	0.0 g
Saturated Fat	0.0 g
Trans Fat	0.0 g
Cholesterol	0 mg
Sodium	85 mg
Total Carbohydrate	3 g
Dietary Fiber	1 g
Sugars	2 g
Protein	1 g

Sofrito

Porciones: 32 / Tamaño de una Porción: 1 cda

Esta receta se utiliza muchas veces a través de este libro, y si usted no cocina generalmente con sofrito, pronto lo hará. Condimenta todo rápido y fácilmente: sopas, carnes, verduras, frijoles (habichuelas), y arroz, para nombrar algunos. Usted puede comprar sofrito en jarro para tenerlo siempre disponible.

1 cebolla pequeña, pelada
1 diente de ajo, sin cáscara
1/2 chile o pimiento dulce, mediano, rojo, sin semillas
1/2 chile o pimiento dulce, mediano, verde, sin semillas
1 tomate (jitomates), sin semillas
1/2 hoja culantro isleño*
1 cda cilantro, fresco

* Se encuentra en tiendas donde venden alimentos latinos o asiáticos.

1. Licúe todos los ingredientes hasta que la mezcla quede suave y luego guarde en el refrigerador.

Intercambios/Opciones
Alimentos no Restringidos

Calorías	5
Calorías de la Grasa	0
Grasa Total	0.0 g
Grasa Saturada	0.0 g
Grasa Trans	0.0 g
Colesterol	0 mg
Sodio	0 mg
Carbohidrato	1 g
Fibra Dietética	0 g
Azúcares	0 g
Proteína	0 g

Sofrito

Serves: 32 / Serving size: 1 Tbsp

This recipe is used many times throughout this book, and if you don't usually cook with sofrito, you'll soon be hooked! It flavors everything quickly and easily: soups, meats, vegetables, beans, and rice, to name a few. You can buy sofrito in jars if you want to keep a premixed version on hand.

> 1 small peeled onion
> 1 garlic clove, peeled
> 1/2 medium red bell pepper, seeds removed
> 1/2 medium green bell pepper, seeds removed
> 1 tomato, seeded
> 1/2 Caribbean culantro leaf*
> 1 Tbsp fresh cilantro
>
> * May be found in Latin or Asian grocery stores.

1. Blend all ingredients until mixture is soft, then store in refrigerator.

Exchanges/Choices
Free food

Calories	5
Calories from Fat	0
Total Fat	0.0 g
Saturated Fat	0.0 g
Trans Fat	0.0 g
Cholesterol	0 mg
Sodium	0 mg
Total Carbohydrate	1 g
Dietary Fiber	0 g
Sugars	0 g
Protein	0 g

Salsa Verde

Porciones: 6 / Tamaño de una Porción: 2 cdas

Esta salsa obtiene su gran sabor de los tomatillos, pequeños tomates verdes mexicanos.

    2 chiles Anaheim, frescos
    5 tomatillos
    1 cebolla mediana, pelada y picada en trozos
    3 dientes de ajo, pelados
    2 cdas cilantro fresco
 1/2 cdta comino
 1–2 serranos o jalapeños, picados en trozos, o a su gusto
    1 cdta jugo de lima (limón verde) fresco
 1/3 taza caldo de pollo, bajo en grasa y sodio, casero o enlatado

1. Ase los chiles en un comal u hornee a 350°F. Voltee los chiles de vez en cuando hasta que la piel comienze a quemarse. Remueva los chiles y colóque-los en una bandeja. Cubra con una toalla de papel húmeda y deje enfriar. Si desea puede remover la piel y las semillas.

2. Remueva la cáscara de los tomatillos. Hierva los tomatillos en agua por unos 10 minutos a hasta que estén verde oscuro y no floten.

3. Escurra y coloque los tomatillos en una licuadora o procesador de alimentos. Añada el resto de los ingredientes y procese hasta que forme una salsa. Ajuste la consistencia con agua o más caldo.

4. Cuélela si desea y deje reposar para que los sabores se mezclen.

Intercambios/Opciones
1 Vegetal

Calorías	35
Calorías de la Grasa	0
Grasa Total	0.0 g
Grasa Saturada	0.1 g
Grasa Trans	0.0 g
Colesterol	0 mg
Sodio	10 mg
Carbohidrato	7 g
Fibra Dietética	1 g
Azúcares	4 g
Proteína	1 g

Green Sauce

Serves: 6 / Serving size: 2 Tbsp

This sauce has a unique flavor due to the tomatillos, small green Mexican tomatoes.

       2 fresh Anaheim chiles
       5 tomatillos
       1 medium onion, peeled and cut into chunks
       3 garlic cloves, peeled
       2 Tbsp fresh cilantro
    1/2 tsp cumin
    1–2 serrano or jalapeño chiles, cut into chunks, or to taste
       1 tsp fresh lime juice
    1/3 cup low-fat, low-sodium chicken broth, homemade or canned

1. Roast chiles using a comal (Mexican flat skillet) or in a 350°F oven. Turn chiles periodically until their skin starts to turn black. Remove chiles and place on a tray. Cover with a moist paper towel and allow to cool. Remove the skin and the seeds, if desired.

2. Remove husk from tomatillos. Boil tomatillos in water for about 10 minutes or until they turn dark green and do not float.

3. Drain and put tomatillos into a blender or food processor. Add remaining ingredients and blend until a liquid sauce forms. Adjust consistency with additional water or broth.

4. Strain sauce, if desired, and let rest so flavors will blend.

Exchanges/Choices
1 Vegetable

Calories	35
Calories from Fat	0
Total Fat	0.0 g
Saturated Fat	0.1 g
Trans Fat	0.0 g
Cholesterol	0 mg
Sodium	10 mg
Total Carbohydrate	7 g
Dietary Fiber	1 g
Sugars	4 g
Protein	1 g

Salsa Roja

Porciones: 6 / Tamaño de una Porción: 1/4 taza

Una versión rápida de ésta salsa clásica. Se puede utilizar caliente o fría con tacos, tostadas, o enchiladas.

4 tomates (jitomates) grandes, asados, con la piel removida, sin semillas
1 cebolla pequeña, pelada
2 cdas cilantro fresco
1–2 dientes de ajo, pelados
1/2 serrano o jalapeño, sin semillas
1/4 cdta sal
pizca de pimienta negra

1. Combine todos los ingredientes en una licuadora o procesador de alimentos. Mezcle hasta que forme una salsa suave y uniforme.

Intercambios/Opciones
1 Vegetal

Calorías	25
Calorías de la Grasa	0
Grasa Total	0.0 g
Grasa Saturada	0.0 g
Grasa Trans	0.0 g
Colesterol	0 mg
Sodio	105 mg
Carbohidrato	5 g
Fibra Dietética	1 g
Azúcares	3 g
Proteína	1 g

Red Sauce

Serves: 6 / Serving size: 1/4 cup

This is an easy version of this classic sauce. You can use it hot or cold with tacos, tostadas, or enchiladas.

4 medium tomatoes, roasted, skinned, and seeded
1 small onion, peeled
2 Tbsp fresh cilantro
1–2 garlic cloves, peeled
1/2 serrano or jalapeño chile, seeded
1/4 tsp salt
pinch black pepper

1. Combine all ingredients in a blender or food processor. Blend until the sauce is smooth.

Exchanges/Choices
1 Vegetable

Calories	25
Calories from Fat	0
Total Fat	0.0 g
Saturated Fat	0.0 g
Trans Fat	0.0 g
Cholesterol	0 mg
Sodium	105 mg
Total Carbohydrate	5 g
Dietary Fiber	1 g
Sugars	3 g
Protein	1 g

Salsa Ranchera

Porciones: 14 / Tamaño de una Porción: 1/4 taza

Esta salsa picante va muy bien con carne de cerdo o carne de res asada.

6 tomates (jitomates) , medianos, sin la piel y sin semillas
1–2 chiles picantes (Fresno, jalapeño, serrano, o Nuevo México rojo)
2 cebollas medianas, peladas y picadas en trozos
1–2 dientes de ajo, pelados
1 cda cilantro fresco
1/2 cdta azúcar
1/2 cdta sal
1 cda vinagre blanco o de cidra
1 cda de perejil fresco

1. Combine todos los ingredientes en una licuadora o procesador de alimentos. Mezcle hasta que forme una salsa suave y uniforme.

Intercambios/Opciones
1 Vegetal

Calorías	20
Calorías de la Grasa	0
Grasa Total	0.0 g
Grasa Saturada	0.0 g
Grasa Trans	0.0 g
Colesterol	0 mg
Sodio	90 mg
Carbohidrato	4 g
Fibra Dietética	1 g
Azúcares	2 g
Proteína	1 g

Ranchera Sauce

Serves: 14 / Serving size: 1/4 cup

This spicy sauce is great with pork or beef roast.

        6 medium tomatoes, roasted, skinned, and seeded
    1–2 hot red chiles (Fresno, jalapeño, serrano, or New Mexican red)
        2 medium onions, peeled and cut into chunks
    1–2 garlic cloves, peeled
        1 Tbsp fresh cilantro
    1/2 tsp sugar
    1/2 tsp salt
        1 Tbsp white or apple cider vinegar
        1 Tbsp fresh parsley

1. Combine all ingredients in a blender or food processor. Blend until the sauce is smooth.

Exchanges/Choices
1 Vegetable

Calories	20
Calories from Fat	0
Total Fat	0.0 g
Saturated Fat	0.0 g
Trans Fat	0.0 g
Cholesterol	0 mg
Sodium	90 mg
Total Carbohydrate	4 g
Dietary Fiber	1 g
Sugars	2 g
Protein	1 g

Salsa de Chile

Porciones: 2 / Tamaño de una Porción: 1/4 taza

Esta salsa se sirve con tamales.

    5–6 chiles rojos, Nuevo México, secos
       1 chile Pasilla, seco
    1/2 cebolla, pelada, y cortada en trozos
       2 dientes de ajo, pelados
    1/2 cdta comino

1. Lave los chiles y remueva el tallo, semillas, y venas.
2. Coloque los chiles en una cacerola mediana y cubra con agua o caldo caliente. Tape y hierva suavemente hasta que los chiles estén suaves, 15–20 minutos.
3. Con mucho cuidado, pase los chiles a la licuadora o procesador de alimentos. Añada un poco del líquido donde hirvió los chiles. Añada la cebolla, ajo, y comino. Mezcle hasta que obtenga una salsa un poco espesa. Ajuste la consistencia con el líquido de cocción o agua. Cuele la salsa.

Intercambios/Opciones
1 Carbohidrato

Calorías	60
Calorías de la Grasa	10
Grasa Total	1.0 g
Grasa Saturada	0.1 g
Grasa Trans	0.0 g
Colesterol	0 mg
Sodio	15 mg
Carbohidrato	13 g
Fibra Dietética	4 g
Azúcares	7 g
Proteína	2 g

Chile Sauce

Serves: 2 / Serving size: 1/4 cup

This sauce is served with tamales.

> 5–6 dried New Mexico red chiles
> 1 dried pasilla chile
> 1/2 onion, peeled and cut into chunks
> 2 garlic cloves, peeled
> 1/2 tsp cumin

1. Wash the chiles and remove the stems, seeds, and veins.
2. Place chiles in a medium pan and cover with boiling water or broth. Cover and simmer until chiles are soft, 15–20 minutes.
3. Carefully transfer chiles to a blender or food processor. Add a small amount of cooking liquid. Add onion, garlic, and cumin. Blend until thick. Adjust consistency using cooking liquid or water. Strain sauce.

Exchanges/Choices
1 Carbohydrate

Calories	60
Calories from Fat	10
Total Fat	1.0 g
Saturated Fat	0.1 g
Trans Fat	0.0 g
Cholesterol	0 mg
Sodium	15 mg
Total Carbohydrate	13 g
Dietary Fiber	4 g
Sugars	7 g
Protein	2 g

Pasta de Habanero

Porciones: 48 / Tamaño de una Porción: 1/2 cdta

Esta pasta es extremadamente picante. Cuando trabaja con éstos chiles o ajíes tenga mucho cuidado con su piel y ojos porque le pueden producir una gran quemadura, si entran en contacto con ellos.

> 3 chiles Habaneros
> 1/2 taza agua
> 1 diente ajo, pelado
> 1/3 taza aceite de oliva

1. Hierva el agua y apague el fuego.
2. Con una cucharita, cuidadosamente remueva las semillas y la vena blanca de los Habaneros. Si sus manos son sensitivas a los chiles, use guantes.
3. Remoje los chiles en el agua caliente por unos 5 minutos. Esto ayuda a reducir el picante de los chiles. Escurra.
4. En una licuadora o procesadora de alimentos, procese el ajo, los chiles y el aceite de oliva hasta formar una pasta suave.
5. Use la pasta en cantidades pequeñas, a gusto o como indicado en varias recetas. Se le puede añadir a la salsa fresca.

Intercambios/Opciones
Alimentos no Restringidos

Calorías	15
Calorías de la Grasa	15
Grasa Total	1.5 g
Grasa Saturada	0.2 g
Grasa Trans	0.0 g
Colesterol	0 mg
Sodio	0 mg
Carbohidrato	0 mg
Fibra Dietética	0 g
Azúcares	0 g
Proteína	0 g

Habanero Paste

Serves: 48 / Serving size: 1/2 tsp

This paste is extremely hot! Be very careful when working with these peppers—they will burn your skin and eyes!

    3 Habanero peppers
1/2 cup water
    1 clove garlic, peeled
1/3 cup olive oil

1. Bring water to a boil, then remove from heat.
2. Use a teaspoon to carefully remove seeds and white vein from peppers. If your hands are sensitive to peppers, wear gloves.
3. Soak peppers in hot water for at least 5 minutes. This will help reduce the pepper heat. Drain.
4. In a blender or food processor, blend all ingredients until a soft paste forms.
5. Use small amounts or to taste as directed in different recipes, or add to fresh salsa.

Exchanges/Choices
Free food

Calories	15
Calories from Fat	15
Total Fat	1.5 g
Saturated Fat	0.2 g
Trans Fat	0.0 g
Cholesterol	0 mg
Sodium	0 mg
Total Carbohydrate	0 g
Dietary Fiber	0 g
Sugars	0 g
Protein	0 g

Salsa de Mango y Tomate

Porciones: 5 / Tamaño de una Porción: 1/5 de la receta

1/2—1 chile jalapeño picado
    1 taza tomates (jitomates) picados
    1 taza mango picado
    1/4 taza cebolla blanca picada
    1/2 taza cilantro, picado
    1 cdta aceite de oliva
    1 cdta jugo de lima (limón verde)

1. Determine que cantidad de jalapeño desea de usar. Si prefiere quitarle las semillas, hágalo con cuidado. Evite tocarse los ojos y la nariz.

2. Mezcle todos los ingredientes.

3. Sirva la salsa con tortillas de maíz calientitas o carne asada a la parrilla.

Intercambios/Opciones
1/2 Fruta

Calorias	40
Calorias de la Grasa	10
Grasa Total	1.0 g
Grasa Saturada	0.2 g
Grasa Trans	0.0 g
Colesterol	0 mg
Sodio	0 mg
Carbohidrato	8 g
Fibra Dietética	1 g
Azúcares	6 g
Proteína	1 g

Mango and Tomato Salsa

Serves: 5 / Serving size: 1/5 recipe

1/2–1 chopped jalapeño
1 cup chopped tomatoes
1 cup chopped mango
1/4 cup chopped white onion
1/2 cup cilantro, chopped
1 tsp olive oil
1 tsp lime juice

1. Determine how much jalapeño you want to use. If you prefer to remove the seeds, do so carefully. Avoid touching eyes and nose.

2. Mix all ingredients.

3. Serve with warm corn tortillas or grilled meats.

Exchanges/Choices
1/2 Fruit

Calories	40
Calories from Fat	10
Total Fat	1.0 g
Saturated Fat	0.2 g
Trans Fat	0.0 g
Cholesterol	0 mg
Sodium	0 mg
Total Carbohydrate	8 g
Dietary Fiber	1 g
Sugars	6 g
Protein	1 g

Vegetales Encurtidos

Porciones: 6 Tamaño de la porción: 1/6 de la receta

        5–6 cebollas para hervir
          2 zanahorias medianas
        1/2 pimiento rojo
        1/2 lb de habichuelas verdes tiernas (ejotes)
        1/2 coliflor
             agua
          2 tazas de vinagre
        4–5 granos de pimienta negra
        4–5 semillas de comino
        4–5 semillas de cilantro
          1 hoja de laurel
        1/4 cdta de sal

1. Pele las cebollas y las zanahorias. No corte las cebollas. Corte las zanahorias en tiras y el pimiento en rebanadas. Recórteles las puntas a las habichuelas, quíteles las hebras y córtelas en pedazos de 1 pulgada. Separe los floretes de coliflor.

2. Hierva suficiente agua para escaldar los vegetales. Escalde cada uno de los vegetales durante 2 minutos empezando con las cebollas. Retire las cebollas a los 2 minutos, póngalas en un tazón limpio y agregue las zanahorias. Repita el procedimiento con cada uno de los vegetales.

3. Hierva el vinagre con las especias y la hoja de laurel. Retírelo del fuego y déjelo reposar por lo menos 30 minutos.

3. Coloque los vegetales en una jarra de vidrio. Agregue la sal y la mezcla de vinagre. Agregue suficiente vinagre para sumergir los vegetales. Si el vinagre con especias no es suficiente, utilice vinagre fresco.

4. Déjelo reposar en el refrigerador durante 24 horas por lo menos. Utilícelo como complemento para carnes asadas.

Intercambios/Opciones
2 Vegetales

Calorías	55
Calorías de la Grasa	0
Grasa Total	0.0 g
Grasa Saturada	0.1 g
Grasa Trans	0.0 g
Colesterol	0 mg
Sodio	55 mg
Carbohidrato	12 g
Fibra Dietética	4 g
Azúcares	5 g
Proteína	2 g

Pickled Vegetables

Serves: 6 / Serving size: 1/6 recipe

      5–6 onions for boiling
        2 medium carrots
      1/2 red pepper
      1/2 lb green beans
      1/2 cauliflower
           water
        2 cups vinegar (cider or white or white wine, etc.)
      4–5 black peppercorns
      4–5 cumin seeds
      4–5 coriander seeds
        1 bay leaf
      1/4 tsp salt

1. Peel the onions and carrots. Do not cut onions. Cut carrots into strips and the pepper into slices. Cut the green bean corners, remove the string, and cut into 1-inch pieces. Separate the cauliflower flowerets.

2. Boil enough water to blanch the vegetables. Blanch each vegetable for 2 minutes, starting with the onions. After 2 minutes, remove the onions to a clean bowl and add the carrots. Repeat the process with each individual vegetable.

3. Bring vinegar to a boil with the spices and bay leaf. Remove from heat and let rest for at least 30 minutes.

4. Place the vegetables in a glass jar. Add the salt and vinegar mixture. Add enough vinegar to cover the vegetables. If there is not enough vinegar with spices, use fresh vinegar.

5. Allow to rest in the refrigerator for at least 24 hours. Use as a compliment for grilled meats.

Exchanges/Choices
2 Vegetable

Calories	55
Calories from Fat	0
Total Fat	0.0 g
Saturated Fat	0.1 g
Trans Fat	0.0 g
Cholesterol	0 mg
Sodium	55 mg
Total Carbohydrate	12 g
Dietary Fiber	4 g
Sugars	5 g
Protein	2 g

Salsa Estilo Chimichurri

Porciones: 32 / Tamaño de la porción: 1 cda

- 1 cdta de páprika regular o española
- 1/2 cdta de mostaza preparada
- 1 diente de ajo, bien picadito
- 1/2 taza de cebolla, picada en trocitos finos
- 1/2 pimiento rojo, picado en trocitos finos
- 1/2 pimiento amarillo, picado en trocitos finos
- 1 cdta de orégano
- 1 cdta de romero
- 1 cdta de albahaca
- 1/4 cdta de pimienta negra molida
- 1/2 cdta de clavos de olor molidos
- 1/4 cdta de sal
- 1/2 hojuelas de chile, o al gusto
- 1/3 taza de aceite de oliva
- 1/4 taza de vinagre de vino tinto
- 1 cda de miel
- 1 cdta de jugo de limón verde (lima)
- chile jalapeño (opcional)
- 2 cdas de perejil fresco, picado

1. Mezcle todos los ingredientes, excepto el perejil. Si va a usar jalapeños, añádalos con los pimientos.

2. Déjelos reposar 30 minutos por lo menos. Agregue el perejil fresco antes de usar como condimento para carnes asadas. Utilice de 1 a 2 cdas por porción de carne.

3. Esta salsa se puede usar, además, para poner a marinar las carnes antes de asarlas o hornearlas. Puede poner a marinar las carnes en una bolsa de plástico con cierre. Coloque la carne con suficiente marinada para cubrir la carne. Cierre la bolsa y colóquela en el refrigerador de 3 a 4 horas o toda la noche. Dele vuelta a la bolsa de vez en cuando para distribuir la salsa de forma pareja. Retire la bolsa del refrigerador unos 30 minutos antes de asar. Retire la carne de la bolsa y ásela u hornéela. Una vez cocida la carne, sírvala con salsa chimichurri fresca.

Intercambios/Opciones
1/2 Grasa

Calorías	25
Calorías de la Grasa	20
Grasa Total	2.5 g
Grasa Saturada	0.3 g
Grasa Trans	0.0 g
Colesterol	0 mg
Sodio	20 mg
Carbohidratos	1 g
Fibra Dietética	0 g
Azúcares	1 g
Proteína	0 g

Chimichurri-Style Sauce

Serves: 32 / Serving size: 1 Tbsp

1 tsp regular or Spanish paprika
1/2 tsp prepared mustard
1 garlic clove, minced
1/2 cup onion, chopped fine
1/2 red sweet pepper, chopped fine
1/2 yellow sweet pepper, chopped fine
1 tsp oregano
1 tsp rosemary
1 tsp basil
1/4 tsp ground black pepper
1/2 tsp ground cloves
1/4 tsp salt
1/2 chile flakes, or to taste (see page 25)
1/3 cup olive oil
1/4 cup red wine vinegar
1 Tbsp honey
1 tsp lime juice
jalapeño (optional)
2 Tbsp fresh parsley, chopped

1. Mix all ingredients, except the parsley. If adding jalapeños, do so with the other peppers.

2. Let rest for at least 30 minutes. Before using as a condiment for grilled meats, add the fresh parsley. Use 1–2 tablespoons per serving of meat.

3. This sauce can also be used to marinade meats before grilling or baking. You can use a sealed plastic bag to marinate meats. Place the meat and enough marinade to cover the meat. Seal the bag and place in the refrigerator for 3–4 hours or overnight. Turn the bag every once in a while to distribute the sauce evenly. Remove the bag from the refrigerator about 30 minutes before grilling. Remove the meat from the bag and grill or bake. Once the meat is cooked, serve with fresh chimichurri sauce.

Exchanges/Choices
1/2 Fat

Calories	25
Calories from Fat	20
Total Fat	2.5 g
Saturated Fat	0.3 g
Trans Fat	0.0 g
Cholesterol	0 mg
Sodium	20 mg
Total Carbohydrate	1 g
Dietary Fiber	0 g
Sugars	1 g
Protein	0 g

Ensaladas & Verduras/
Salads & Vegetables

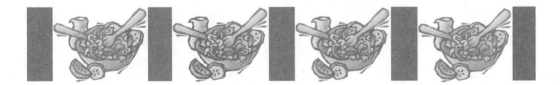

Ensaladas & Verduras

Las verduras se pueden dividir en dos categorías: verduras farináceas y verduras no-farináceas. Las verduras farináceas son aquellas con un alto contenido de carbohidratos, como los tubérculos, maíz, plátanos o guisantes. De ellos deben consumirse porciones pequeñas y tomar en cuenta lo que aportan a su alimentación del día. Las verduras no-farináceas incluyen la espinaca, brécol, lechuga, y pimientos. Media taza de verduras cocidas o una taza de verduras crudas es una porción. Las verduras proveen minerales y fibra dietética y son una gran fuente de vitaminas A y C.

Cuando compre verduras, siempre prefiera aquellas que son frescas. ¡Su sabor y contenido nutritivo son inigualables! Si tiene espacio, tenga un huerto casero. Además de ayudarle a ejercitarse, le provee frutos deliciosos y nutritivos. Si no tiene un huerto casero, compre en las fincas productoras locales más cercanas a usted. Así obtiene verduras frescas de temporada y ayuda a los agricultores locales. Si no tiene disponible las dos opciones anteriores, siempre hay las bodegas, colmaditos y supermercados. En algunos casos, como por ejemplo los tubérculos tropicales, busque en las tiendas orientales. En Asia se producen muchos de los mismos productos que se usan en latinoamérica. A la hora de comprar verduras, escoja las que tienen el color característico de lo que está comprando y sin indicios de daños por insectos, hongos, ni por golpes. Antes de cocinarlas, lávelas con agua abundante para remover las suciedades y cualquier contaminante superficial.

No hay excusa para no comer verduras. Muchas de sus verduras favoritas están disponibles todo el año congeladas o enlatadas. Siempre mantenga un abastecimiento de éstas para que fácilmente las añada a sus comidas. Hay muchas formas de preparar las verduras: crudas, cocidas (lo cual facilita su digestión), rellenas, al horno o como mezclas de verduras y carne, su variedad y versatilidad le ofrecen muchas opciones. Experimente con sus verduras favoritas y explore sabores y texturas nuevas con las recetas en este capítulo.

Salads & Vegetables

Vegetables can be easily divided into two categories: starchy and non-starchy. Starchy vegetables are those with a high carbohydrate content, such as tubers and plantains or corn and peas. Eat small servings of these and take into account their contribution to your daily meal plan. Non-starchy vegetables include spinach, broccoli, lettuce, and peppers. One-half cup of cooked vegetables or one cup of raw vegetables is one serving. Vegetables provide minerals and fiber and are great sources of vitamins A and C.

Always choose fresh vegetables if you can. Their flavor and nutrient content are outstanding! If you have space, have your own vegetable garden. You'll get exercise as well as extra vitamins. If you don't have a vegetable garden, buy from nearby farms. Their seasonal products will be fresh and local farmers will appreciate your business. If neither of these options works for you, use supermarkets. Or shop in Asian markets for tropical tubers. Asia produces many of the same ingredients used in Latin American cooking. When buying vegetables, select those that have the characteristic color of the product and show no damage from insects, molds, or bruising. Before cooking, wash vegetables under running water to remove dirt and surface contaminants.

There is no excuse not to eat vegetables! Many of your seasonal favorites are available year-round canned or frozen. Always keep some veggies in your pantry and freezer so you can easily add them to your meals. There are so many ways to prepare vegetables: raw, cooked (which facilitates digestion), stuffed, baked, or mixed with meat; their variety and versatility offer many options. Experiment with your favorite vegetables and explore new flavors and textures with some of this chapter's recipes.

Ensaladas & Verduras

Salads & Vegetables

Ensalada de Zanahoria & Col

México y Centroamérica

Porciones: 4 / Tamaño de una Porción: 1/2 taza

Al igual que ocurre con otras hortalizas crucíferas (el brécol y la coliflor), se considera que la col (repollo) es un componente dietético importante para disminuir el riesgo de cáncer.

>   2 tazas de col (repollo) picado en tiras
>   1 zanahoria pequeña, rallada
>   3 cdas jugo de lima (limón verde) o 1/4 taza de vinagre (de su preferencia)
> 1/2 cdta azúcar
> 1/4 cdta de sal
> 1/2 cdta pimienta negra
>   1 cda cilantro picado
> 1–3 cdas de chile jalapeño o serrano (opcional)

1. Mezcle todos los ingredientes y revuelva bien.

Intercambios/Opciones
1 Vegetal

Calorías	20
Calorías de la Grasa	0
Grasa Total	0.0 g
Grasa Saturada	0.0 g
Grasa Trans	0.0 g
Colesterol	0 mg
Sodio	160 mg
Carbohidrato	4 g
Fibra Dietética	1 g
Azúcares	2 g
Proteína	1 g

Carrot & Cabbage Salad

Mexico and Central America

Serves: 4 / Serving size: 1/2 cup

Like other cruciferous vegetables (broccoli and cauliflower), cabbage is considered an important dietary component in reducing cancer risk.

    2 cups shredded cabbage
    1 small carrot, grated
    3 Tbsp fresh lime juice or 1/4 cup vinegar, any type
    1/2 tsp sugar
    1/4 tsp salt
    1/2 tsp black pepper
    1 Tbsp chopped cilantro
    1–3 Tbsp chopped jalapeño or serrano peppers (optional)

1. Mix all ingredients and toss well.

Exchanges/Choices
1 Vegetable

Calories	20
Calories from Fat	0
Total Fat	0.0 g
Saturated Fat	0.0 g
Trans Fat	0.0 g
Cholesterol	0 mg
Sodium	160 mg
Total Carbohydrate	4 g
Dietary Fiber	1 g
Sugars	2 g
Protein	1 g

Ensalada de Coliflor

Centroamérica

Porciones: 12 / Tamaño de una Porción: 1/2 taza

Esta receta tiene una buena combinación de sabores.

> 1 coliflor mediana, picada en florecitas
> 1/2 taza habichuelas tiernas (vainicas), frescas, cortadas en pedazos de 1", o congeladas o enlatadas (enjuagadas y escurridas)
> 1/2 taza mayonesa, crema agria o yogur natural, bajos en grasa
> 2 tomates (jitomates) medianos, pelados, picados en cuadritos y escurridos
> 1/4 taza zanahoria, rallada
> 1/4 taza cebolla roja, picada fina
> 1/4 taza pimiento dulce, verde o rojo
> 1/8–1/4 cdta hojuelas de chile seco, o a su gusto
> 2 cdas cilantro, picado fino
> 1 diente de ajo, machacado
> 1/4 cdta sal
> 1/4 cdta pimienta negra
> 1 cdta jugo fresco de lima (limón verde)
> 1 taza hojas de lechuga, picadas en tiras finitas

1. Cocine la coliflor y las habichuelas tiernas (vainicas), si frescas, en agua hirviendo por 6–8 minutos. Escurra.

2. Mientras tanto, combine el resto de los ingredientes excepto la lechuga y mezcle bien. Añada a las verduras y la lechuga y refrigere por lo menos 1 hora antes de servir.

Intercambios/Opciones
1 Vegetal

Calorías	35
Calorías de la Grasa	10
Grasa Total	1.0 g
Grasa Saturada	0.1 g
Grasa Trans	0.0 g
Colesterol	0 mg
Sodio	155 mg
Carbohidrato	6 g
Fibra Dietética	2 g
Azúcares	3 g
Proteína	1 g

Cauliflower Salad

Central America

Serves: 12 / Serving size: 1/2 cup

This recipe has a nice combination of flavors.

- 1 medium cauliflower, cut into flowerets
- 1/2 cup green beans, fresh (cut in 1-inch pieces), frozen, or canned (rinse and drain)
- 1/2 cup low-fat mayonnaise, sour cream, or plain yogurt
- 2 medium tomatoes, peeled and diced
- 1/4 cup grated carrot
- 1/4 cup finely chopped red onion
- 1/4 cup chopped red or green bell pepper
- 1/8–1/4 tsp chile flakes, or to taste (see page 25)
- 2 Tbsp chopped cilantro
- 1 garlic clove, minced
- 1/4 tsp salt
- 1/4 tsp black pepper
- 1 tsp fresh lime juice
- 1 cup shredded lettuce

1. Cook cauliflower and green beans (if fresh) in boiling water for 6–8 minutes. Drain.
2. Meanwhile, combine remaining ingredients except lettuce and mix well. Toss with vegetables and lettuce and refrigerate at least 1 hour before serving.

Exchanges/Choices
1 Vegetable

Calories	35
Calories from Fat	10
Total Fat	1.0 g
Saturated Fat	0.1 g
Trans Fat	0.0 g
Cholesterol	0 mg
Sodium	155 mg
Total Carbohydrate	6 g
Dietary Fiber	2 g
Sugars	3 g
Protein	1 g

Ensalada de Nopalitos

México

Porciones: 7 / Tamaño de una Porción: 1/2 taza

Los nopales son las hojas tiernas de cactus usadas en México como verdura desde los tiempos antes de los Conquistadores. Si compra nopales frescos, compre aquellos que son más o menos del tamaño de su mano, de color verde intenso y de por lo menos 3/8 pulgadas de espesor. También puede conseguir nopales ya enlatados; los más sabrosos son en escabeche. Usted puede añadir nopales a huevos revueltos; sofreírlos con cebolla, ajos, y tomates; ponerlos a la parrilla o añadirlos a las sopas.

> 1 lb de nopalitos frescos o enlatados, cortados en trozos de 1/2 –pulgada
> 1/2 cebolla blanca, grande, picada en trozos
> 1/2 cdta sal
> 2 tomates (jitomates) frescos medianos, pelados o 1 lata de 14-onzas de tomates, picados, escurridos
> 1/2 taza cilantro fresco, picado fino
> 2 cdtas jugo fresco de lima (limón verde)
> 1/2 aguacate (palta) mediano, picado en cuadritos
> 1/4 taza queso fresco, rallado

1. Enjuague los nopales frescos y sequelos. Corte en pedazitos. (Algunas personas prefieren pelarlos con un mondador de verduras, mientras que otras prefieren simplemente remover las espinas y la parte menos tierna del nopal, el área de donde se cortó de la planta.)

2. Cocine en agua hirviendo con la cebolla y la sal por unos 5 minutos. Escurra los nopales enlatados y corte en pedazos.

3. En una escudilla (fuente) mediana se mezclan los nopales, tomate (jitomates), cilantro, y el jugo de lima (limón verde). Deje reposar en el refrigerador por lo menos 1 hora. Antes de servir, agregue el aguacate y adorne con el queso. Sirva con tortillas.

Intercambios/Opciones
1 Vegetal • 1/2 Grasa

Calorías	55
Calorías de la Grasa	25
Grasa Total	3.0 g
Grasa Saturada	1.1 g
Grasa Trans	0.0 g
Colesterol	5 mg
Sodio	210 mg
Carbohidrato	6 g
Fibra Dietética	3 g
Azúcares	3 g
Proteína	2 g

Cactus (Nopales) Salad

Mexico

Serves: 7 / Serving size: 1/2 cup

Nopales are the tender leaves of a cactus used in Mexico as a vegetable since before the Conquistadors. If you buy fresh cactus leaves, buy those about the size of your hand, intense green in color, and at least 3/8-inch thick. You can also buy canned nopales; the more flavorful ones are canned in pickling liquid. Add nopales to scrambled eggs; sauté them with garlic, onions, and tomatoes; grill them; or cook them in soups.

    1 lb fresh or canned nopales, cut into 1/2-inch pieces
    1/2 large white onion, cut into chunks
    1/2 tsp salt
    2 medium tomatoes, peeled and chopped, or 1 14-oz can chopped tomatoes, drained
    1/2 cup finely chopped cilantro
    2 tsp fresh lime juice
    1/2 medium avocado, cubed
    1/4 cup shredded Mexican-style cheese

1. Rinse fresh nopales and pat dry. Cut into pieces. (Some people prefer to peel them with a vegetable peeler, while others simply remove the thorns and the least tender part, close to where the leaf was cut from the plant.)

2. Cook in boiling water with onion and salt for 5 minutes. Drain canned nopales and cut into pieces.

3. In a medium bowl, combine nopales, tomato, cilantro, and lime juice. Refrigerate at least 1 hour. Before serving, add avocado and garnish with cheese. Serve with tortillas.

Exchanges/Choices
1 Vegetable • 1/2 Fat

Calories	55
Calories from Fat	25
Total Fat	3.0 g
Saturated Fat	1.1 g
Trans Fat	0.0 g
Cholesterol	5 mg
Sodium	210 mg
Total Carbohydrate	6 g
Dietary Fiber	3 g
Sugars	3 g
Protein	2 g

Ensalada de Maíz

Porciones: 4 / Tamaño de una Porción: 1/4 de la receta

Este es un platillo muy colorido para servir durante el verano.

1 taza maíz (choclo, elote) tierno, fresco o congelado
1/2 taza pimiento dulce, rojo, picado
1/2 taza pimiento dulce, verde, picado
1/4 taza cebolla blanca, picada fina
1 tomate, picado en cuadritos
1 cda aceite de oliva
1 cdta jugo de lima fresco
pimienta negra, molida, a gusto

1. Mezcle todos los ingredientes, revuelva bien, y refrigere por 30 minutos antes de servir.

Intercambios/Opciones
1/2 Almidón • 1 Vegetal •
1/2 Grasa

Calorías	80
Calorías de la Grasa . . .	35
Grasa Total	4.0 g
Grasa Saturada	0.5 g
Grasa Trans	0.0 g
Colesterol	0 mg
Sodio	0 mg
Carbohidrato	12 g
Fibra Dietética	2 g
Azúcares	3 g
Proteína	2 g

Corn Salad

Serves: 4 / Serving size: 1/4 recipe

This is a colorful dish to serve in the summertime.

1 cup corn, fresh or frozen
1/2 cup chopped red bell pepper
1/2 cup chopped green bell pepper
1/4 cup finely chopped onion
1 tomato, chopped
1 Tbsp olive oil
1 Tbsp fresh lime juice
ground black pepper, to taste

1. Mix all ingredients well and refrigerate 30 minutes before serving.

Exchanges/Choices
1/2 Starch • 1 Vegetable •
1/2 Fat

Calories	80
Calories from Fat	35
Total Fat	4.0 g
Saturated Fat	0.5 g
Trans Fat	0.0 g
Cholesterol	0 mg
Sodium	0 mg
Total Carbohydrate	12 g
Dietary Fiber	2 g
Sugars	3 g
Protein	2 g

Ensalada de Remolacha

Centroamérica

Porciones: 6 / Tamaño de una Porción: 1/2 taza

Esta ensalada tiene muy buen gusto.

- 1 taza remolachas enlatadas, escurridas y enjuagadas, partidas en cuadritos pequeños
- 2 zanahorias, medianas, ralladas
- 1 tomate (jitomate), mediano, pelado, picado en cuadritos
- 1/2 taza de apio, picado fino
- 1/4 taza de cilantro, picado fino
- 2 cdas jugo de lima (limón verde) fresco
- 1/4 cdta sal
- 1/2 diente de ajo, machacado (opcional)

1. Mezcle todos los ingredientes y revuelva bien.

Intercambios/Opciones
1 Vegetal

Calorías	25
Calorías de la Grasa	0
Grasa Total	0.0 g
Grasa Saturada	0.0 g
Grasa Trans	0.0 g
Colesterol	0 mg
Sodio	175 mg
Carbohidrato	6 g
Fibra Dietética	2 g
Azúcares	3 g
Proteína	1 g

Beet Salad

Central America

Serves: 6 / Serving size: 1/2 cup

This is a really tasty salad.

> 1 cup canned beets, rinsed, drained, and cubed
> 2 medium carrots, grated
> 1 medium tomato, peeled and diced
> 1/2 cup finely chopped celery
> 1/4 cup finely chopped cilantro
> 2 Tbsp fresh lime juice
> 1/4 tsp salt
> 1/2 garlic clove, minced (optional)

1. Mix all ingredients and toss well.

Exchanges/Choices
1 Vegetable

Calories	25
Calories from Fat	0
Total Fat	0.0 g
Saturated Fat	0.0 g
Trans Fat	0.0 g
Cholesterol	0 mg
Sodium	175 mg
Total Carbohydrate	6 g
Dietary Fiber	2 g
Sugars	3 g
Protein	1 g

Ensalada de Pimiento Dulce, Cebolla, & Tomate

Porciones: 6 / Tamaño de una Porción: 1/6 receta

Si utiliza una combinación de pimiento dulce —verde, rojo, y amarillo—éste plato quedará especialmente bonito.

        1/2 taza vinagre de manzana
        1 diente de ajo, en rebanadas
        1 cdta azúcar
        1/4 cdta sal
        1/2 cdta pimienta negra
        1 cda salsa cátsup (kétchup)
        1 cdta salsa inglesa (Perrins)
        2 cdtas jugo limón verde (ácido)
        1 cda aceite oliva, extra virgen
        3 cdas cilantro, picado
        1 pimiento dulce grande, cualquier color, cortado en anillos
        1 cebolla grande, en rebanadas
        2 tomates (jitomates) grandes, pelados, cortados en 8 pedazos

1. Combine todos los ingredientes excepto el chile, cebolla, y tomate, y mezcle bien.

2. Esparza aderezo sobre las verduras y revuelva bien. Tape y refrigere por varias horas o por la noche. De vez encuando revuelva la mezcla.

Intercambios/Opciones
2 Vegetal • 1/2 Grasa

Calorías	65
Calorías de la Grasa	20
Grasa Total	2.5 g
Grasa Saturada	0.4 g
Grasa Trans	0.0 g
Colesterol	0 mg
Sodio	140 mg
Carbohidrato	9 g
Fibra Dietética	2 g
Azúcares	5 g
Proteína	1 g

Sweet Pepper, Onion, & Tomato Salad

Serves: 6 / Serving size: 1/6 recipe

If you use a combination of bell peppers—green, red, and yellow—this dish will be especially pretty.

        1/2 cup cider vinegar
            1 garlic clove, sliced
            1 tsp sugar
        1/4 tsp salt
        1/2 tsp black pepper
            1 Tbsp ketchup
            1 tsp Worcestershire sauce
            2 tsp fresh lime juice
            1 Tbsp extra-virgin olive oil
            3 Tbsp chopped cilantro
            1 large bell pepper, any color, cut into thin rings
            1 large onion, sliced into thin rings
            2 large tomatoes, peeled, cut into 8 wedges

1. Combine all ingredients except pepper, onion, and tomato and mix well.

2. Pour dressing over vegetables and stir. Cover and refrigerate for several hours or overnight, stirring occasionally.

Exchanges/Choices
2 Vegetable • 1/2 Fat

Calories 65	
Calories from Fat 20	
Total Fat . . . . 2.5 g	
Saturated Fat . . . . 0.4 g	
Trans Fat . . . . 0.0 g	
Cholesterol . . . . 0 mg	
Sodium . . . . 140 mg	
Total Carbohydrate . . . . 9 g	
Dietary Fiber . . . . 2 g	
Sugars . . . . 5 g	
Protein . . . . 1 g	

Ensalada Estilo Doña Olga

Puerto Rico

Porciones: 12 / Tamaño de una Porción: 1/2 taza

Esta es la receta de Doña Olga, mi mamá, la cual se ha ido modificando a través de los años para crear esta versión saludable.

2	lb papas, rojas, peladas, cortadas en cuadritos y cocidas
1/4	cdta sal
1	cebolla blanca o amarilla, pequeña, picada fina
2	huevos, duros, pelados y cortados en cubo
1	taza de zanahorias y guisantes dulces, congelados, a temperatura ambiente
1	cda aceite oliva, extra virgen
1–2	cdtas vinagre de cidra de manzana
1	manzana, mediana, pelada y picada en cubo
4	cdas mayonesa, baja en grasa
3–4	pimientos morrones, estilo español (opcional), en tiritas

1. Combine todos los ingredientes excepto los pimientos morrones y mezcle bien.
2. Decore con los pimientos morrones, si desea. Sirva inmediatamente o refrigere antes de servir.

Intercambios/Opciones
1 Almidón • 1/2 Grasa

Calorías	95
Calorías de la Grasa	20
Grasa Total	2.5 g
Grasa Saturada	0.5 g
Grasa Trans	0.0 g
Colesterol	30 mg
Sodio	115 g
Carbohidrato	16 g
Fibra Dietética	2 g
Azúcares	3 g
Proteína	3 g

Olga's Potato Salad

Puerto Rico

Serves: 12 / Serving size: 1/2 cup

This is my mother Olga's recipe, modified over the years to create this healthy version.

2 lb red potatoes, peeled, cubed, and cooked
1/4 tsp salt
1 small white or yellow onion, peeled and finely chopped
2 hard-boiled eggs, peeled and diced
1 cup frozen peas and carrots, thawed
1 Tbsp extra-virgin olive oil
1–2 tsp cider vinegar
1 medium apple, peeled and diced
4 Tbsp low-fat mayonnaise
3–4 Spanish-style pimiento strips (optional)

1. Combine all ingredients except pimento strips and mix well.
2. Decorate with pimiento strips, if desired. Serve immediately or chill before serving.

Exchanges/Choices
1 Starch • 1/2 Fat

Calories	95
Calories from Fat	20
Total Fat	2.5 g
Saturated Fat	0.5 g
Trans Fat	0.0 g
Cholesterol	30 mg
Sodium	115 mg
Total Carbohydrate	16 g
Dietary Fiber	2 g
Sugars	3 g
Protein	3 g

Papas con Salsa de Maní (Cacahuate)

Ecuador

Porciones: 4 / Tamaño de una Porción: 1/4 receta

1/2 taza maní (cacahuates) tostados, sin sal, pelados
1/2 taza leche, sin grasa
   1 cdta aceite
1/4 taza cebolla blanca o amarilla, picada fina
   1 diente de ajo, machacado
   1 cda pimiento dulce fresco, rojo, picado fino
1/2 taza caldo de pollo casero o enlatado, bajo en grasa y sodio
1/4 cdta sal
1/4 cdta pimienta blanca, molida
1/8 cdta polvo de achiote o Bijol
   1 lb papas rojas, peladas, rebanadas o picadas en trozos, cocidas
     hojas de lechuga
   1 cdta cilantro fresco picado fino, o a gusto
   5 cdtas maní picado

1. En la licuadora o procesador de alimentos, licúe el maní con la leche hasta quedar suave.

2. Caliente el aceite en un sartén a fuego -mediano-alto. Sofría la cebolla, ajo, y chile o pimiento por 1–2 minutos. Añada el caldo, la salsa de maní, sal, pimienta, y el polvo de achiote (Bijol).

3. Cocine a fuego mediano-bajo hasta que la salsa espese, unos 8–10 minutos. Agregue las papas y revuelva suavemente.

4. Sirva sobre una capa de hojas de lechuga. Adorne cada porción con el cilantro y el maní picado.

Intercambios/Opciones

2 Almidón • 2 Grasa

Calorías	235
Calorías de la Grasa	110
Grasa Total	12.0 g
Grasa Saturada	1.8 g
Grasa Trans	0.0 g
Colesterol	0 mg
Sodio	180 mg
Carbohidrato	26 g
Fibra Dietética	4 g
Azúcares	4 g
Proteína	8 g

Potatoes with Peanut Sauce

Ecuador

Serves: 4 / Serving size: 1/4 recipe

1/2 cup roasted peanuts (no salt), peeled
1/2 cup fat-free milk
  1 tsp canola oil
1/4 cup finely chopped white or yellow onion
  1 garlic clove, minced
  1 Tbsp finely chopped red bell pepper
1/2 cup low-fat, low-sodium chicken broth, homemade or canned
1/4 tsp salt
1/4 tsp ground white pepper
1/8 tsp annatto powder (Bijol)
  1 lb red potatoes, peeled, sliced or cubed, and cooked
    lettuce leaves
  1 tsp chopped fresh cilantro, or to taste
  5 tsp chopped peanuts

1. In a blender or food processor, blend peanuts and milk until smooth.

2. Heat oil in a nonstick skillet over medium-high heat. Sauté onion, garlic, and pepper for 1–2 minutes. Stir in chicken broth, peanut sauce, salt, pepper, and annatto powder.

3. Cook over medium-low heat until sauce thickens, about 8–10 minutes. Add the potatoes and toss gently.

4. Serve over lettuce leaves. Sprinkle each serving with cilantro and chopped peanuts.

Exchanges/Choices
2 Starch • 2 Fat

Calories	235
Calories from Fat	110
Total Fat	12.0 g
Saturated Fat	1.8 g
Trans Fat	0.0 g
Cholesterol	0 mg
Sodium	180 mg
Total Carbohydrate	26 g
Dietary Fiber	4 g
Sugars	4 g
Protein	8 g

Canoas de Berenjena

Puerto Rico

Porciones: 4 / Tamaño de una Porción: 1/2 berenjena

Este es un relleno sencillo para las berenjenas.

> 2 berenjenas pequeñas (1/2 lb cada una)
> 1 taza pechuga de pavo o pollo (sin piel) o carne de res con muy poca grasa, deshebrada
> 2 cdas queso parmesano recién rallado
> 2 cdas galleta molida
> 1 huevo batido

1. Lave y parta las berenjenas a lo largo. Deben quedar en forma de canoa. Hierva en 1/2-pulgada de agua. Cocine a fuego mediano hasta que estén blandas, unos 8–10 minutos.

2. Caliente el horno hasta 350°F. Saque las berenjenas del agua y cuidadosamente remueva la pulpa. Ponga las cáscaras en un molde de hornear.

3. Mezcle la pulpa con la carne deshebrada y rellene la cáscara de las berenjenas. Mezcle el queso, galleta molida, y huevo y coloque una capa fina de ésta mezcla sobre las berenjenas rellenas.

4. Hornee por 20 minutos o hasta que el huevo esté cocido y se forme una capa sellante sobre las berenjenas.

Intercambios/Opciones
2 Vegetal • 1 Carne con Bajo Contenido de Grasa • 1/2 Grasa

Calorías	110
Calorías de la Grasa	20
Grasa Total	2.5 g
Grasa Saturada	1.0 g
Grasa Trans	0.0 g
Colesterol	75 mg
Sodio	60 mg
Carbohidrato	9 g
Fibra Dietética	2 g
Azúcares	3 g
Proteína	13 g

Eggplant Canoes

Puerto Rico

Serves: 4 / Serving size: 1/2 eggplant

This is an easy stuffing for eggplant, and a great way to use leftover turkey.

  2 small eggplants (1/2 lb each)
  1 cup cooked, shredded turkey breast (no skin), chicken breast, or very lean beef
  2 Tbsp freshly grated Parmesan cheese
  2 Tbsp cracker meal
  1 egg, beaten

1. Wash and cut the eggplants lengthwise. They should have the shape of a canoe. Bring to a boil in 1/2 inches of water. Cook over medium heat until soft, about 8–10 minutes.
2. Heat oven to 350°F. Remove eggplants from water and carefully remove pulp. Place empty shells in a baking dish.
3. Mix pulp and shredded meat and stuff shells. Mix cheese, cracker meal, and egg and spread a thin layer over the stuffed eggplants.
4. Bake for 20 minutes, or until the egg is cooked and forms a thin crust.

Exchanges / Choices
2 Vegetable • 1 Lean Meat •
1/2 Fat

Calories 110
   Calories from Fat 20
Total Fat . . . . 2.5 g
   Saturated Fat . . . . 1.0 g
   Trans Fat . . . . 0.0 g
Cholesterol . . . . 75 mg
Sodium . . . . 60 mg
Total Carbohydrate . . . . 9 g
   Dietary Fiber . . . . 2 g
   Sugars . . . . 3 g
Protein . . . . 13 g

Arepas de Yuca

Costa Rica

Porciones: 7 / Tamaño de una Porción: 3 arepas

La yuca (casava, casaba o mandioca) es un tubérculo que se cultiva en países tropicales. La harina de tapioca proviene de la raíz de yuca y se usa para espesar salsas.

  1 lb de yuca (casava) cocida y rallada
1/4 cdta sal
  2 cdtas harina
  6 cdas queso parmesano, rallado
  6 cdas leche, baja en grasa
  1 cda azúcar
  1 cdta aceite canola

1. Combine todos los ingredientes, excepto el aceite y forme una masa firme. Forme bolas de 1 pulgada y aplaste cada bola con la palma de la mano.
2. Caliente el aceite a fuego mediano-bajo en un sartén grande o en un comal. Cocine cada arepa por 4–5 minutos de cada lado, virando una vez.

Intercambios/Opciones

2 Almidón

Calorías	155
Calorías de la Grasa	25
Grasa Total	3.0 g
Grasa Saturada	1.3 g
Grasa Trans	0.0 g
Colesterol	5 mg
Sodio	195 mg
Carbohidrato	28 g
Fibra Dietética	1 g
Azúcares	4 g
Proteína	4 g

Cassava Arepas

Costa Rica

Serves: 7 / Serving size: 3 arepas

Cassava (yuca) is a root vegetable found in the tropics. Tapioca is derived from cassava and is used as a thickener. Most arepas (griddle cakes) are made with corn, but try this variation.

> 1 lb cooked cassava (yuca), grated
> 1/4 tsp salt
> 2 tsp flour
> 6 Tbsp Parmesan cheese
> 6 Tbsp low-fat milk
> 1 Tbsp sugar
> 1 tsp canola oil

1. Combine all ingredients except oil and form a firm dough. Make 1-inch balls and flatten each ball with the palm of your hand.
2. Heat oil over medium-low heat in a large skillet or comal (a flat griddle used in Mexico and Central America to heat tortillas and cook arepas). Cook each griddle cake 4–5 minutes on each side, turning once.

Exchanges/Choices
2 Starch

Calories	155
Calories from Fat	25
Total Fat	3.0 g
Saturated Fat	1.3 g
Trans Fat	0.0 g
Cholesterol	5 mg
Sodium	195 mg
Total Carbohydrate	28 g
Dietary Fiber	1 g
Sugars	4 g
Protein	4 g

Bananos (Guineos) Guanacastecos

Costa Rica

Porciones: 6 / Tamaño de una Porción: 1 taza

En partes de Centro América usamos la palabra guineo cuando nos referimos a plátanos o bananos. Encontramos guineo maduro que es un banano maduro que se como fruta, o guineo verde que se come como parte de una entrada. Tenemos guineo niño, una banana formada como dedo de dama y que solamente se come maduro. Cada día hay más y más deliciosos productos tropicales como éste en los Estados Unidos.

6 bananas (guineos) verdes, pelados
1 cda aceite canola
1/8 cdta de achiote (annatto, Bijol) en polvo
1 cebolla pequeña, picada fina
1/4 chile dulce, verde o rojo, picado fino
1 lb de carne molida, con muy poca grasa (4% grasa)
1 tomate (jitomate), grande, pelado y picado en cuadritos
1 cda pasta de tomate
1/2 taza agua
1/4 taza cilantro, picado fino
1/2 cdta sal

1. En una cacerola mediana, hierva los guineos hasta que estén suaves. Remueva del agua y pique en cuadritos pequeños.

2. Caliente el aceite en un sartén grande y añada el achiote, revuelva hasta que el aceite se vuelva anaranjado. Sofría la cebolla, el chile, y la carne hasta que la carne este cocida.

3. Agregue el tomate, la pasta de tomate, y el agua. Mezcle bien los ingredientes y cocine por 5 minutos. Añada el cilantro y la sal y cocine 8–10 minutos más or hasta que la salsa espese un poco.

4. Añada los bananos verdes, baje el fuego, y cocine por 15–20 minutos.

Intercambios/Opciones
1 1/2 Almidón • 2 Carne con Bajo Contenido de Grasa

Calorías	210
Calorías de la Grasa	55
Grasa Total	6.0 g
Grasa Saturada	1.6 g
Grasa Trans	0.2 g
Colesterol	40 mg
Sodio	275 mg
Carbohidrato	24 g
Fibra Dietética	3 g
Azúcares	13 g
Proteína	18 g

Green Bananas Guanacaste Style

Costa Rica

Serves: 6 / Serving size: 1 cup

Central Americans use the word guineo when talking about bananas. There are guineos maduros, which are ripe yellow bananas eaten as a fruit, and guineos verdes, cooked and eaten as a side dish. Guineos niños are small lady-finger bananas eaten only when ripe. More and more wonderful tropical products like these are coming to the United States.

        6 green bananas, peeled
        1 Tbsp canola oil
    1/8 tsp annatto powder (Bijol)
        1 small onion, finely chopped
    1/4 red or green bell pepper, finely chopped
        1 lb extra lean (4% fat) ground beef
        1 large tomato, peeled and finely chopped
        1 Tbsp tomato paste
    1/2 cup water
    1/4 cup finely chopped cilantro
    1/2 tsp salt

1. In a medium pot, boil bananas until tender. Remove from water and cut into small cubes.

2. Heat oil in large skillet and add annatto, stirring until oil turns bright orange. Sauté onion, pepper, and meat until meat is browned

3. Add tomato, tomato paste, and water. Stir well and cook for 5 minutes. Add cilantro and salt and cook 8–10 more minutes or until sauce thickens slightly.

4. Add bananas, lower heat, and cook for 15–20 minutes.

Exchanges/Choices
1 1/2 Starch • 2 Lean Meat

Calories	210
Calories from Fat	55
Total Fat	6.0 g
Saturated Fat	1.6 g
Trans Fat	0.2 g
Cholesterol	40 mg
Sodium	275 mg
Total Carbohydrate	24 g
Dietary Fiber	3 g
Sugars	13 g
Protein	18 g

Chayotitos Tiernos

Costa Rica

Porciones: 6 / Tamaño de una Porción: 2 rebanadas

Los chayotes, miembros de la familia de las calabazas en forma de pera, son un plato especial en muchas partes de Centro América y del Caribe. Son muy deliciosos rellenos y horneados.

- 3 chayotes tiernos, con la región del corazón o semillas removido, cortado en rebanadas gruesas
- 1/4 cdta sal
- 1 cdta azúcar
- 2 cdas vinagre blanco o de manzana
- 2 cdas aceite oliva, extra virgen
- 1 cda cebolla blanca, picada fina
- 1/4 cdta pimienta negra
- 1 pimiento (morrón), asado, pelado, picado en trozos pequeños

1. Hierva agua en una cacerola mediana, añada los chayotes, la sal, y el azúcar. Cocine hasta que este blando, unos 20–25 minutos. Escurra.

2. Mientras tanto, combine el resto de los ingredientes, excepto la mitad del pimiento. Vierta sobre los chayotes. Deje reposar por 30 minutos para que se mezclen los sabores. Adorne con la mitad del pimiento asado y sirva.

Intercambios/Opciones
1 Vegetal • 1 Grasa

Calorías	75
Calorías de la Grasa	45
Grasa Total	5.0 g
Grasa Saturada	0.7 g
Grasa Trans	0.0 g
Colesterol	0 mg
Sodio	100 mg
Carbohidrato	8 g
Fibra Dietética	4 g
Azúcares	3 g
Proteína	1 g

Tender Chayotes

Costa Rica

Serves: 6 / Serving size: 2 slices

Chayotes, pear-shaped members of the squash family, are a special dish in many parts of Central America and the Caribbean. They're also delicious stuffed and baked.

    3 chayotes, seeds and center core removed, sliced into quarters, lengthwise
1/4 tsp salt
    1 tsp sugar
    2 Tbsp vinegar, white or cider
    2 Tbsp extra-virgin olive oil
    1 Tbsp finely chopped white onion
1/4 tsp black pepper
    1 bell pepper, roasted, peeled, and diced

1. Bring water to a boil in a medium saucepot, and then add chayotes, salt, and sugar. Cook until soft, about 20–25 minutes. Drain.

2. Meanwhile, combine remaining ingredients except half the bell pepper. Pour over the chayote. Let rest 30 minutes to allow flavors to blend. Garnish with remaining bell pepper and serve.

Exchanges/Choices
1 Vegetable • 1 Fat

Calories	75
Calories from Fat	45
Total Fat	5.0 g
Saturated Fat	0.7 g
Trans Fat	0.0 g
Cholesterol	0 mg
Sodium	100 mg
Total Carbohydrate	8 g
Dietary Fiber	4 g
Sugars	3 g
Protein	1 g

Sopas, Pucheros, & Sancochos/ Soups & Stews

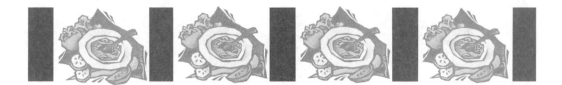

Sopas, Pucheros, & Sancochos

La sopa, cuya definición original significa una tajada de pan a la cual se le añade un líquido, es fácil de hacer, y nutritiva. La familia de las sopas, incluye desde los caldos sencillos hasta las sopas más sustanciales con carne y vegetales (verduras). Conocidas por varios nombres en latinoamérica, tales como sopas, pucheros, sancochos, y asopaos, éstas se pueden preparar usando ingredientes que tiene disponibles y dejar que su creatividad sea la fuente de inspiración. Solo tiene que recordar que las sopas más sabrosas son las que hierven a fuego lento, por un periodo largo de tiempo. Esto ayuda a que los sabores de los ingredientes se mezclen, sin permitir que los ingredientes más tiernos se deshagan.

Es tradicional en nuestras cocinas utilizar cubitos de caldo concentrados, estilo bouillon. Estos proveen conveniencia y mucho sabor. Pero, tienden a ser altos en sodio. Por esto, su uso debe ser limitado o se deben seleccionar aquellos que son más bajos en sodio, o sólo utilice la mitad de un cubito. Mis recetas son a base de caldos caseros o caldos enlatados bajos en sodio y grasa. En la mayoría de los casos, no necesita añadir grasa o sal a la receta. Añada unas gotitas de jugo de limón verde o lima, y le da sabor, con menos sodio.

¡Lo mejor es el caldo casero! Para caldos a base de carne, remueva la grasa visible de la carne y controle la cantidad de sal que añade. Cuando el caldo este listo, déjelo enfriar y remueva la grasa que sube a la superficie. Para estimular su apetito, he aquí algunas recetas favoritas, comenzando por las más básicas que sirven de elemento principal para otras sopas y otras comidas.

Soups & Stews

Preparing soups, which originally meant pouring some liquid over a slice of bread, is easy and nutritious. The soup family varies from simple broths to substantial stews with meat and vegetables. Known in Latin America as *sopas*, *pucheros*, *sancochos*, and *asopaos*, most soups use easily available ingredients and leave plenty of room for your own creative touches. Just remember that the most delicious soups are cooked at low heat for prolonged periods of time. This process allows the flavors to blend and preserves the character of the most tender ingredients.

It's traditional in Latin American soup cooking to use concentrated bouillon cubes. These are convenient and add flavor, but they tend to be high in sodium. Check labels carefully and use brands lower in sodium, or use only half a cube in your own recipes. My recipes call for homemade broths or canned broths low in sodium and fat. You don't need to add extra fat or salt to most recipes. A few drops of lime juice will provide flavor without added sodium.

The healthiest thing to use as a soup base is homemade stock. For meat-based stocks, trim all visible fat from the meat. When the stock is done, let it cool, then strain off any surface fat. Here are some of my favorite recipes to stimulate your appetite, starting with the most basic that are the foundation for many soups and other dishes.

Sopas, Pucheros, & Sancochos

Soups & Stews

Sopa de Col (Repollo)

Porciones: 8 / Tamaño de la porción: 1/8 de la receta

 1 diente de ajo, bien picadito
1/2 taza de cebolla picada
 1 hoja de laurel
1/4 cdta de pimienta negra
 1 pechuga de pollo, con hueso, sin pellejo
 4 tazas de caldo de pollo, bajo en grasa y sodio
 1 camote (batata) cortado en cubos
 1 zanahoria cortada en cubos
1/2 col (repollo), troceado en pedacitos finos
1/4 cdta de sal (opcional)
 pan francés (opcional)

1. Agregue el ajo, la cebolla, la hoja de laurel, la pimienta negra y la pechuga de pollo al caldo de pollo. Cocine 30 minutos.

2. Agregue el camote. Cocine 10 minutos. Agregue la zanahoria y cocine 10 minutos más.

3. Retire y deshebre el pollo. Manténgalo caliente.

4. Agregue la col y cocínela 10 minutos. Agregue el pollo, y la sal, de así desearlo. Cocine 5 minutos.

5. Sirva la sopa con una rebanada de pan francés de 1 pulgada de grosor.

Intercambios/Opciones
1/2 Almidón • 1 Carne con Bajo Contenido de Grasa

Calorías 90
   Calorías de la Grasa . . . 15
Grasa Total . . . . 1.5 g
   Grasa Saturada . . . . 0.5 g
   Grasa Trans . . . . 0.0 g
Colesterol . . . . 20 mg
Sodio . . . . 100 mg
Carbohidrato . . . . 8 g
   Fibra Dietética . . . . 2 g
   Azúcares . . . . 3 g
Proteína . . . . 11 g

Cabbage Soup

Serves: 8 / Serving size: 1/8 recipe

    1 garlic clove, minced
    1/2 cup chopped onion
    1 bay leaf
    1/4 tsp black pepper
    1 chicken breast, with bone, skinned
    4 cups chicken broth, low in fat and sodium
    1 cubed sweet potato
    1 diced carrot
    1/2 finely shredded cabbage
    1/4 tsp salt (optional)
    French bread (optional)

1. Add the garlic, onion, bay leaf, black pepper, and the chicken breast to chicken broth. Cook for 30 minutes.

2. Add the sweet potato. Cook for 10 minutes. Add the carrot and cook for an additional 10 minutes.

3. Remove the chicken and shred. Keep warm.

4. Add the cabbage and cook for 10 minutes. Add the chicken, and the salt, if needed. Cook for 5 minutes.

5. Serve with a slice of 1-inch thick French bread.

Exchanges/Choices
1/2 Starch • 1 Lean Meat

Calories	90
Calories from Fat	15
Total Fat	1.5 g
Saturated Fat	0.5 g
Trans Fat	0.0 g
Cholesterol	20 mg
Sodium	100 mg
Total Carbohydrate	8 g
Dietary Fiber	2 g
Sugars	3 g
Protein	11 g

Caldo de Pollo

Porciones: 6 / Tamaño de una Porción: 1 taza

Este caldo es la base de muchas recetas. Haga suficiente cantidad para congelar y tener disponible rápidamente.

1 pollo de 3 lbs, cortado en 8 piezas, con la piel y la grasa visible removidas
1/2 cdta sal
1 cebolla, picada en 4 pedazos
2 zanahorias, partidas en pedazos grandes
1 tallo de apio, cortado en pedazos grandes
1 chile o pimiento dulce sin semillas y cortado en 4 pedazos
2 clavos de olor
2 dientes de ajo, pelados
1 hoja de laurel
1/4 cdta tomillo
1/4 cdta granos de pimienta negra
2 cdas perejil picado
6 tazas agua

1. En una cacerola grande, coloque todos los ingredientes y cocine hasta hervir. Reduzca a fuego lento, tape, y hierva suavemente por 2–3 horas.

2. Saque la carne y los vegetales de la cacerola. Enfríe el caldo y quítele la grasa.

Intercambios/Opciones
Alimentos no Restringidos

Calorías 15
    Calorías de la Grasa 5
Grasa Total . . . . 0.5 g
    Grasa Saturada . . . . 0.1 g
    Grasa Trans . . . . 0.0 g
Colesterol . . . . 5 mg
Sodio . . . . 210 mg
Carbohidrato . . . . 0 g
    Fibra Dietética . . . . 0 g
    Azúcares . . . . 0 g
Proteína . . . . 1 g

Chicken Broth

Serves: 6 / Serving size: 1 cup

This stock is used as a base for many other recipes. Keep plenty on hand in the freezer to have ready when you need it!

    1 3-lb chicken, cut into 8 pieces, skin and visible fat removed
1/2 tsp salt
    1 onion, peeled and cut into 4 pieces
    2 carrots, cut into large pieces
    1 celery stalk, cut into large pieces
    1 medium red or green bell pepper, seeded and cut into 4 pieces
    2 whole cloves
    2 garlic cloves
    1 bay leaf
1/4 tsp thyme
1/4 tsp black peppercorns
    2 Tbsp chopped parsley
    6 cups water

1. Bring all ingredients to boil in a large stockpot. Reduce heat, cover, and simmer for 2–3 hours.
2. Remove meat and vegetables, cool, and skim any fat from broth.

Exchanges/Choices
Free food

Calories	15
Calories from Fat	5
Total Fat	0.5 g
Saturated Fat	0.1 g
Trans Fat	0.0 g
Cholesterol	5 mg
Sodium	210 mg
Total Carbohydrate	0 g
Dietary Fiber	0 g
Sugars	0 g
Protein	1 g

Sopa de Res con Vegetales & Arepas

Porciones: 3 / Tamaño de la porción: 1/3 de la receta

Sopa

    3 tazas de caldo de res, bajo en grasa y sodio
1/4 taza de apio, cortado diagonalmente
    2 cdas de cebolla, picada en trocitos finos
    1 zanahoria, cortada en cubos
1/4 taza de habichuelas verdes (vainicas o ejotes), sin las hebras, cortadas en pedazos de 1 pulgada
    1 cdta de maicena (opcional)

Albóndigas

1/4 lb de carne molida de res con muy poca grasa (4% grasa)
    1 cda de cebolla, picada en trocitos finos
    1 diente de ajo, machacado
1/8 cdta de sal
    2 cdas de sustituto de huevo
    1 cda de galleta molida
    1 cdta de jengibre fresco, picado en trocitos finos o jengibre en polvo
1/8 cdta de tomillo en polvo
    2 cdtas de aceite de oliva (opcional)

Arepas*

    1 taza de harina de maíz precocida, Masarepa
    2 cdas de azúcar
1/4 cdta de semillas de anís
    1 cdta de extracto de anís o al gusto
1/3–1/2 taza de agua tibia
    2 cdtas de aceite de oliva (opcional)

    * Esta versión es semidulce. Puede preparar las arepas sin azúcar, con queso bajo en grasa, o con relleno de chiles chipotles.

1. Hierva el caldo de res. Reduzca el fuego y agregue los vegetales. Mantenga un hervor a fuego bajo durante 30 minutos aproximadamente. (Agregue la maicena en caso de desear que quede un poco más espesa la sopa. Para agregarla, disuelva la maicena en agua fría y agréguela al caldo hirviendo antes de agregar las albóndigas y las arepas.) Prepare las albóndigas mientras tanto.

2. Mezcle en un tazón todos los ingredientes de las albóndigas, excepto el aceite de oliva. Utilice una cucharada de carne para cada albóndiga. Deles forma y póngalas en un plato hasta que las arepas estén listas.

3. Para preparar las arepas, mezcle todos los ingredientes secos. Agregue el extracto de anís y el agua. Mézclelos con una cuchara grande hasta formar una bola.

4. Agarre suficiente masa para formar una bola del tamaño de una nuez de Castilla (nogal). Coloque la bolita de masa en las manos y apriete. La bolita tendrá la forma de un platillo.

5. Las albóndigas las puede dorar antes de agregarlas al caldo, si así lo prefiere. Para dorarlas, caliente el aceite de oliva en un sartén antiadherente y dórelas de forma pareja. Retírelas y escúrralas en toallas de papel. Agréguelas al caldo hirviendo. No tiene que dorar las albóndigas antes de agregarlas.

6. Puede dorar las arepas. Si desea hacerlo, caliente el aceite de oliva en un sartén antiadherente y dórelas. Retírelas y escúrralas en toallas de papel. Agréguelas al caldo hirviendo. No tiene que dorar las arepas antes de agregarlas.

7. Mantenga un hervor suave durante 15 minutos aproximadamente. Sirva la sopa con una ensalada verde.

Intercambios/Opciones
3 Almidón • 1 Vegetal • 1 Carne con Bajo Contenido de Grasa

Calorías 295
   Calorías de la Grasa . . . 20
Grasa Total . . . . 2.0 g
   Grasa Saturada . . . . 0.8 g
   Grasa Trans . . . . 0.1 g
Colesterol . . . . 20 mg
Sodio . . . . 290 mg
Total de Carbohidratos 55 g
   Fibra Dietética . . . . 1 g
   Azúcares . . . . 5 g
Proteína . . . . 17 g

Beef Soup with Vegetables & Corn Dumplings

Serves: 3 / Serving size: 1/3 recipe

Soup

    3 cups beef broth, low in fat and sodium
1/4 cup celery, cut diagonally
    2 Tbsp onion, chopped fine
    1 carrot, diced
1/4 cup green beans, string removed, cut into 1-inch pieces
    1 tsp cornstarch (optional)

Meatballs

1/4 lb extra lean (4% fat) ground beef
    1 Tbsp onion, chopped fine
    1 garlic clove, crushed
1/8 tsp salt
    2 Tbsp egg substitute
    1 Tbsp cracker meal
    1 tsp fresh ginger, chopped fine, or ground ginger
1/8 tsp ground thyme
    2 tsp olive oil (optional)

Corn Dumplings*

    1 cup pre-cooked cornmeal, Masarepa
    2 tsp sugar
1/4 tsp anise seeds
    1 tsp anise extract or to taste
1/3–1/2 cup lukewarm water
    2 tsp olive oil (optional)

> * This is a semi-sweet version. You can prepare the dumplings without sugar, with low-fat cheese, or stuffed with chipotle peppers.

1. Bring the beef broth to a boil. Reduce the heat and add the vegetables. Simmer on low heat for about 30 minutes. (If you want a slightly thicker soup, add cornstarch. To do so, dissolve the cornstarch in cold water and add to the boiling broth before adding the meatballs and dumplings.) Meanwhile, prepare the meatballs.

2. In a bowl, mix all the ingredients for the meatballs, except the olive oil. Use one tablespoon of meat per meatball. Shape and place on a plate until the dumplings are ready.

3. To prepare the dumplings, mix all the dry ingredients. Add the anise extract and the water. Mix with a large spoon until you can form a ball.

4. Grab enough dough to shape a ball the size of a walnut. Place the dumpling between your hands and apply pressure. The dumpling will have the shape of a saucer.

5. If preferred, meatballs can be browned prior to adding to the broth. To do so, heat olive oil on a non-stick skillet and brown meatballs evenly. Remove and drain on paper towel. Add them to the boiling broth. You may add the meatballs without browning.

6. The dumplings may be browned. To do so, heat olive oil in a non-stick skillet and brown the dumplings. Remove and drain on a paper towel. Add them to the boiling broth. You may add the dumplings without browning.

7. Boil gently for about 15 minutes. Serve with a green salad.

Exchanges/Choices
3 Starch • 1 Vegetable •
1 Lean Meat

Calories	295
Calories from Fat	20
Total Fat	2.0 g
Saturated Fat	0.8g
Trans Fat	0.1g
Cholesterol	20 mg
Sodium	290 mg
Total Carbohydrate	55 g
Dietary Fiber	1 g
Sugars	5 g
Protein	17 g

Caldo de Res

Porciones: 6 / Tamaño de una Porción: 1 taza

El método tradicional es el de hornear los huesos por unas 3–4 horas y luego hervir lentamente por varias horas. ¡Esta es una versión mucho más rápida!

1 lb carne de res para asar o para guisar, cortada en pedazos de 1 pulgada de grosor
1/2 lb costillas de res, cortados en pedazos pequeños
1 cebolla mediana, pelada y cortada en 4 pedazos
1 tallo de apio, cortado en 4 pedazos
2 zanahorias, cortadas en pedazos de 1 pulgada de grosor
1/2 cdta sal
1 tomate (jitomate) cortado en 4 pedazos
1 pimiento dulce, mediano, rojo o verde, sin semillas y cortado en 4 pedazos
1 clavo de olor
1 diente de ajo, pelado
1 hoja de laurel
1/4 cdta pimienta negra entera
1/4 cdta tomillo
2 cdas perejil o cilantro picado
6 tazas agua

1. En una cacerola grande coloque todos los ingredientes y cocine hasta hervir. Reduzca a fuego lento, tape, y hierva suavemente por 2–3 horas.

2. Saque la carne y los vegetales de la cacerola. Enfríe el caldo y quítele la grasa.

Intercambios/Opciones
Alimentos no Restringidos

Calorías 15
   Calorías de la Grasa 0
Grasa Total . . . . 0.0 g
   Grasa Saturada . . . . 0.1 g
   Grasa Trans . . . . 0.0 g
Colesterol . . . . 5 mg
Sodio . . . . 210 mg
Carbohidrato . . . . 1 g
   Fibra Dietética 0g
   Azúcares . . . . 0 g
Proteína . . . . 2 g

Beef Broth

Serves: 6 / Serving size: 1 cup

The traditional method calls for baking the bones for 3–4 hours and then simmering the stock for several hours. This is a quicker version.

1 lb beef roast or stew meat, cut into 1-inch pieces
1/2 lb beef ribs, cut into small pieces
1 medium onion, peeled and cut into 4 pieces
1 celery stalk, cut into 4 pieces
2 carrots, cut into 1-inch pieces
1/2 tsp salt
1 tomato, cut into 4 pieces
1 medium red or green bell pepper, cut into 4 pieces
1 whole clove
1 garlic clove
1 bay leaf
1/4 tsp black peppercorns
1/4 tsp thyme
2 Tbsp chopped parsley or cilantro
6 cups water

1. Bring all ingredients to boil in a large stockpot. Reduce heat, cover, and simmer for 2–3 hours.
2. Remove meat and vegetables, cool, and skim any fat from broth.

Exchanges/Choices
Free food

Calories	15
Calories from Fat	0
Total Fat	0.0 g
Saturated Fat	0.1 g
Trans Fat	0.0 g
Cholesterol	5 mg
Sodium	210 mg
Total Carbohydrate	1 g
Dietary Fiber	0 g
Sugars	0 g
Protein	2 g

Caldo de Vegetales

Porciones: 6 / Tamaño de una Porción: 1 taza

Use para platos vegetarianos o para cualquier plato que lleve caldo.

- 1 cda aceite canola o de oliva
- 1 cebolla, pelada y cortada en 4 pedazos
- 2 zanahorias, picadas en pedazos de 1 pulgada
- 1 tallo de apio con hojas, picado en 4 pedazos
- 1/2 cdta vinagre blanco o de cidra
- 2 cdas perejil o cilantro picado
- 1/2 hoja culantro isleño (recao), si disponible*
- 1 hoja de laurel
- 1/2 cdta sal
- 1/2 cdta pimienta negra entera
- 6 tazas agua

* Puede conseguir este ingrediente en tiendas especializadas en la venta de alimentos latinos o asiáticos.

1. En una cacerola grande caliente el aceite a fuego mediano-alto y sofría la cebolla, zanahorias, y el apio con el vinagre por unos 10 minutos.
2. Añada el resto de los ingredientes y cocine hasta hervir. Tape, reduzca a fuego bajo, y hierva suavemente por 45–60 minutos.
3. Remueva los vegetales y cuele el caldo.

Intercambios/Opciones
Alimentos no Restringidos

Calorías	15
Calorías de la Grasa	15
Grasa Total	1.5 g
Grasa Saturada	0.1 g
Grasa Trans	0.0 g
Colesterol	0 mg
Sodio	205 mg
Carbohidrato	0 g
Fibra Dietética	0 g
Azúcares	0 g
Proteína	0 g

Vegetable Broth

Serves: 6 / Serving size: 1 cup

Use for vegetarian dishes or any dishes that call for broth.

      1 Tbsp canola or olive oil
      1 onion, peeled and cut into 4 pieces
      2 carrots, cut into 1-inch pieces
      1 celery stalk, leaves included, cut into 4 pieces
  1/2 tsp vinegar, white or apple cider
      2 Tbsp chopped parsley or cilantro
  1/2 Caribbean culantro leaf, if available*
      1 bay leaf
  1/2 tsp salt
  1/2 tsp black peppercorns
      6 cups water

   * May be available from Latin or Asian grocery stores.

1. Heat oil over medium-high heat in a large stockpot and sauté onion, carrots, and celery with vinegar for about 10 minutes.
2. Add remaining ingredients and bring to a boil. Cover, reduce heat, and simmer 45–60 minutes.
3. Remove vegetables and strain broth.

Exchanges/Choices
Free food

Calories 15
   Calories from Fat 15
Total Fat . . . . 1.5 g
   Saturated Fat . . . . 0.1 g
   Trans Fat . . . . 0.0 g
Cholesterol . . . . 0 mg
Sodium . . . . 205 mg
Total Carbohydrate . . . . 0 g
   Dietary Fiber . . . . 0 g
   Sugars . . . . 0 g
Protein . . . . 0 g

Carne Criolla

Porciones: 4 / Tamaño de la porción: 1/4 de la receta

　　　Salsa Estilo Chimichurri (página 46)
　2 cdtas de aceite de oliva
　1 lb de bistec de lomo o de aguayón (solomillo)
1/2 cebolla, en rebanadas
1/2 pimiento (morrón) verde, picado
1/2 pimiento (morrón) rojo, picado
　1 tomate fresco en rebanadas o 1 taza de tomates rostizados
　1 camote (batata) pequeño, pelado y en rebanadas
1/4 taza de maíz (choclo elote)
　1 diente de ajo, bien picadito
　1 hoja de laurel
1–2 clavos de olor, enteros
1/2 cdta de hojuelas de chile (opcional)
1/2 taza de caldo de res, bajo en grasa y sodio

1. Quítele toda la grasa que se le vea a la carne. Corte la carne en 4 pedazos.

2. Póngala a marinar en la salsa estilo chimichurri de 2 a 3 horas o toda la noche. Escúrrala antes de ponerla en el molde.

3. Caliente el aceite de oliva en un molde y agregue la carne primero y luego los vegetales para formar capas. Agregue el resto de los ingredientes.

4. Ponga la tapa y mantenga un hervor suave durante 2 horas.

5. Sirva la carne con tortillas o con una rebanada de pan francés de 1 pulgada.

Intercambios/Opciones
1/2 Almidón • 1 Vegetal • 3 Carne con Bajo Contenido de Grasa • 1/2 Grasa

Calorías	210
Calorías de la Grasa	70
Grasa Total	8.0 g
Grasa Saturada	2.1 g
Grasa Trans	0.1 g
Colesterol	40 mg
Sodio	65 mg
Carbohidrato	11 g
Fibra dietética	2 g
Azúcares	5 g
Proteína	24 g

Creole Beef

Serves: 4 / Serving size: 1/4 recipe

    Chimichurri-Style Sauce (page 47)
  2 tsp olive oil
  1 lb loin or sirloin steak
1/2 onion, sliced
1/2 green pepper, chopped
1/2 red pepper, chopped
  1 fresh tomato sliced or 1 cup roasted tomatoes
  1 small sweet potato, peeled and sliced
1/4 cup corn
  1 garlic clove, minced
  1 bay leaf
1–2 cloves, whole
1/2 tsp chile flakes (optional) (see page 25)
1/2 tsp beef broth, low in fat and sodium

1. Remove any visible fat from the meat. Cut into four pieces.
2. Marinate the meat in the chimichurri style sauce for 2–3 hours or overnight. Drain before placing in a pan.
3. Heat the olive oil in a pan and place the meat first, then the vegetables in layers. Add the rest of the ingredients.
4. Cover and simmer for 2 hours.
5. Serve with tortillas or a 1-inch slice of French bread.

Exchanges/Choices
1/2 Starch • 1 Vegetable •
3 Lean Meat • 1/2 Fat

Calories	210
Calories from Fat	70
Total Fat	8.0 g
Saturated Fat	2.1 g
Trans Fat	0.1 g
Cholesterol	40 mg
Sodium	65 mg
Total Carbohydrate	11 g
Dietary Fiber	2 g
Sugars	5 g
Protein	24 g

Carne de Res Guisada

Porciones: 9 / Tamaño de una Porción: 1 taza

Le gustarán las alcaparras y aceitunas en éste guiso.

2 cdtas aceite canola o de oliva
2 lbs carne de guisar, en pedazos de 1 pulgada
2 cdas sofrito (véase la receta en la página 30)
4 tazas caldo de res, bajo en grasa y sodio
1/2 taza salsa de tomate
1 hoja de laurel
1/2 cdta orégano
4 papas, picadas en trozos grandes
4 zanahorias, picadas en trozos grandes
6 aceitunas verdes rellenas, cortadas por la mitad
1 cdta alcaparras, enjuagadas

1. Caliente el aceite en una cacerola grande a fuego mediano-alto. Sofría la carne y el sofrito hasta que la carne este cocida, unos 8–10 minutos.

2. Añada el caldo, salsa de tomate, hoja de laurel, y el orégano y cocine hasta hervir. Tape, baje a fuego lento, y cocine 1 hora.

3. Añada las papas, zanahorias, aceitunas, y alcaparras, tape, y cocine 30 minutos.

Intercambios/Opciones
1/2 Almidón • 1 Vegetal • 2 Carne con Bajo Contenido de Grasa •
1/2 Grasa

Calorías	175
Calorías de la Grasa	45
Grasa Total	5.0 g
Grasa Saturada	1.4 g
Grasa Trans	0.0 g
Colesterol	50 mg
Sodio	220 mg
Carbohidrato	13 g
Fibra Dietética	2 g
Azúcares	2 g
Proteína	19 g

Beef Stew

Serves: 9 / Serving size: 1 cup

You'll like the capers and olives in this stew.

2 tsp canola or olive oil
2 lbs beef stew meat, cut into 1-inch pieces
2 Tbsp sofrito (see recipe, page 31)
4 cups low-fat, low-sodium beef broth
1/2 cup tomato sauce
1 bay leaf
1/2 tsp oregano
4 potatoes, peeled and cut into large pieces
4 carrots, cut into large pieces
6 stuffed green olives, halved
1 tsp capers, rinsed

1. Heat oil in a large stockpot over medium-high heat. Sauté the meat and sofrito until the meat is browned, about 8–10 minutes.

2. Add broth, tomato sauce, bay leaf, and oregano and bring to a boil. Cover, reduce heat, and cook 1 hour.

3. Add potatoes, carrots, olives, and capers, cover, and cook 30 minutes.

Exchanges/Choices
1/2 Starch • 1 Vegetable
2 Lean Meat •1/2 Fat

Calories	175
Calories from Fat	45
Total Fat	5.0 g
Saturated Fat	1.4 g
Trans Fat	0.0 g
Cholesterol	50 mg
Sodium	220 mg
Total Carbohydrate	13 g
Dietary Fiber	2 g
Sugars	2 g
Protein	19 g

Asopao de Pollo del Caribe

Porciones: 8 / Tamaño de una Porción: 1 taza más 1 presa de pollo

Un plato especial para los caribeños. Algunos dicen que surgió de ¡paellas con mucha agua!

    2 cdas aceite de oliva
  2–3 dientes ajos, machacados
  1/4 cdta orégano
      una pizca de pimentón (paprika)
  1/4 cdta sal
      una pizca de pimienta negra
    1 pollo de 3-lb, picado en 8 presas, sin piel, y con la grasa visible removida
    2 cdtas aceite canola
  1/8 cdta achiote en polvo (Bijol)
    2 cdas sofrito (véase la receta en la página 30)
  1/2 taza salsa tomate
    2 tazas caldo de pollo, bajo en grasa y sodio
    2 tazas agua
    1 taza arroz crudo, grano largo
    1 taza guisantes dulces (sweet peas), congelados
    2 cdas pimiento morrón estilo español (opcional)

1. Combine el aceite de oliva, ajo, orégano, pimentón, sal, y pimienta en un recipiente grande. Añada el pollo y deje reposar en el refrigerador por lo menos 1 hora.

2. Caliente el aceite canola en una cacerola grande. Añada el achiote y revuelva hasta que el aceite se ponga anaranjado. Añada el sofrito y cocine por 2–3 minutos. Agregue el pollo y sofría por 5–6 minutos. Añada la salsa de tomate, baje a fuego lento, cubra, y cocine por 10–15 minutos. Revuelva varias veces.

3. Añada el caldo de pollo y el agua y cocine hasta hervir. Baje a fuego lento, añada el arroz, cubra, y cocine 15 minutos. Añada los guisantes, tape, y cocine por 5 minutos más. Adorne con un trozo pequeño de pimiento morrón español, si desea.

Intercambios/Opciones

1 1/2 Almidón • 2 Carne con Bajo Contenido de Grasa • 1 Grasa

Calorías	250
Calorías de la Grasa	80
Grasa Total	9.0 g
Grasa Saturada	1.8 g
Grasa Trans	0.0 g
Colesterol	50 mg
Sodio	235 mg
Carbohidrato	22 g
Fibra Dietética	1 g
Azúcares	2 g
Proteína	19 g

Caribbean Chicken Stew

Serves: 8 / Serving size: 1 cup plus 1 piece chicken

Some say this special dish for islanders started as a paella with too much water!

        2 Tbsp olive oil
    2–3 garlic cloves, minced
    1/4 tsp oregano
        dash paprika
    1/4 tsp salt
        dash black pepper
        1 3-lb chicken, cut into 8 pieces, skin and fat removed
        2 tsp canola oil
    1/8 tsp achiote powder (Bijol)
        2 Tbsp sofrito (see recipe, page 31)
    1/2 cup tomato sauce
        2 cups low-fat, low-sodium chicken broth
        2 cups water
        1 cup uncooked long-grain rice
        1 cup frozen peas
        2 Tbsp pimiento (optional)

1. Combine olive oil, garlic, oregano, paprika, salt, and pepper in large container. Add chicken and marinate in the refrigerator for at least 1 hour.

2. Heat canola oil in large stockpot. Add achiote and stir until oil turns bright orange. Sauté sofrito for 2–3 minutes. Add chicken and sauté 5–6 minutes. Add tomato sauce, reduce heat, cover, and cook for 10–15 minutes. Stir several times.

3. Add chicken broth and water and bring to a boil. Reduce heat, add rice, cover, and cook 15 minutes. Add peas, cover, and cook 5 more minutes. Garnish with pimiento, if using.

Exchanges/Choices
1 1/2 Starch • 2 Lean Meat • 1 Fat

Calories	250
Calories from Fat	80
Total Fat	9.0 g
Saturated Fat	1.8 g
Trans Fat	0.0 g
Cholesterol	50 mg
Sodium	235 mg
Total Carbohydrate	22 g
Dietary Fiber	1 g
Sugars	2 g
Protein	19 g

Ají de Gallina

Perú

Porciones: 5 / Tamaño de una Porción: 1 taza de sopa, 4 pedazos de papa, y 3 pedazos de maíz (choclo)

Para un día frío no hay nada mejor que este magnífico puchero.

1 1/2 lb de pechuga de pollo, sin piel
4 tazas agua
1 cebolla, mediana
1 diente de ajo
1 zanahoria, picada en trozos grandes
1 tomate (jitomate), entero, picado en trozos grandes
1 clavo de olor
1/2 cdta sal
1/4 cdta pimienta negra
4 rebanadas de pan de molde, solo la parte blanca, en cuadritos
1 cda aceite oliva
1 cebolla, mediana, picada fina
2 dientes ajos, machacados

1/2 cdta semillas de comino
2 cdas Pasta de Habanero (véase la receta en la página 40) o salsa picante, o 2–4 ajíes Sudamericanos (marisol o verdes), licuados
1 taza leche evaporada, baja en grasa
1/2 taza queso parmesano
5 papas, peladas y hervidas, cada una cortada en cuartos
3 mazorcas de maíz (choclo, elote), cocidas, cortadas en 5 pedazos cada una
2 huevos hervidos duros, picados en 5 pedazos cada uno (opcional)

1. En una olla grande hierva el pollo, el agua, cebolla, ajo, zanahoria, tomate, clavo de olor, sal, y pimienta. Tape, reduzca a fuego lento, y cocine por 1 hora o hasta que el pollo este cocido.

2. Remueva el pollo y cuele (filtre) el caldo. Reserve 2 1/2 tazas de caldo para esta receta. Remueva la carne de los huesos y desmenuce (deshilache) el pollo.

3. Remoje el pan en 1 taza de caldo por 5 minutos y licúe.

4. Caliente el aceite en una cacerola grande y dore la cebolla, ajos y el comino por 3–4 minutos. Agregue la Pasta de Habaneros, el caldo en reserva, leche, queso, pollo, y pan. Cocine a fuego lento por 10 minutos, revolviendo una o dos veces.

5. En cada plato coloque aproximadamente 1 taza de sopa, 4 pedazos de papa, y 3 pedazos de maíz (choclo). Si desea, adorne con 2 pedacitos de huevo.

Intercambios/Opciones
3 Almidón • 5 Carne con Bajo Contenido de Grasa • 1/2 Grasa

Calorías	460
Calorías de la Grasa	115
Grasa Total	13.0 g
Grasa Saturada	4.2 g
Grasa Trans	0.0 g
Colesterol	100 mg
Sodio	575 mg
Carbohidrato	42 g
Fibra Dietética	4 g
Azúcares	7 g
Proteína	44 g

Peruvian Chicken Stew

Peru

Serves: 5 / Serving size: 1 cup stew, 4 pieces potato, and 3 pieces of corn

A great stew for a cold day!

1 1/2 lb skinless chicken breast
4 cups water
1 medium onion
1 garlic clove
1 carrot, cut into large pieces
1 tomato, cut into chunks
1 clove
1/2 tsp salt
1/4 tsp black pepper
4 slices sandwich-style bread, crust removed, cubed
1 Tbsp olive oil
1 medium onion, finely chopped
2 garlic cloves, minced

1/2 tsp cumin seeds
2 Tbsp Habanero Paste (see recipe, page 41), hot sauce, or 2–4 South American ajíes (marisol or verdes), run through the blender
1 cup low-fat evaporated milk
1/2 cup Parmesan cheese
5 small potatoes, peeled and boiled, each quartered
3 cobs corn, cooked, each cut into 5 pieces
2 hard-boiled eggs, each cut into 5 pieces (optional)

1. Bring the chicken, water, onion, garlic, carrot, tomato, clove, salt, and pepper to boil in a large stockpot. Cover, reduce heat, and cook for 1 hour or until chicken is done.

2. Remove chicken and strain broth. Reserve 2 1/2 cups broth for this recipe. Remove meat from bones and tear into large pieces.

3. Soak bread in 1 cup broth for 5 minutes, then run through blender.

4. Heat oil in large saucepot and sauté onion, garlic, and cumin for 3–4 minutes. Add Habanero paste, remaining chicken broth, milk, cheese, chicken, and bread. Cook over low heat for 10 minutes, stirring once or twice.

5. On each plate, place about 1 cup stew, 4 pieces potato, and 3 pieces corn. Garnish with 2 pieces of egg, if desired.

Exchanges/Choices
3 Starch • 5 Lean Meat • 1/2 Fat

Calories	460
Calories from Fat	115
Total Fat	13.0 g
Saturated Fat	4.2 g
Trans Fat	0.0 g
Cholesterol	100 mg
Sodium	575 mg
Total Carbohydrate	42 g
Dietary Fiber	4 g
Sugars	7 g
Protein	44 g

Sopa de Tortilla

México

Porciones: 4 / Tamaño de una Porción: 1 taza

Esta es una sencilla sopa de preparar. Epazote es una hierba mexicana con sabor fuerte, así es que aumente la cantidad según se acostumbra a usarla.

- 6 tortillas de maíz de 6-pulgadas
- 1 cda aceite canola
- 1 cebolla mediana, pelada y cortada en trozos pequeños
- 1 diente de ajo, machacado
- 1 lata de 14.5-oz de tomates (jitomates) picados sin escurrir
- 2 cdas cilantro, picado
- 4 tazas caldo de pollo, bajo en grasa y sodio
- 1 hoja de epazote, si tiene disponible o 1/4 cdta epazote seco
- 1/4 cdta chile picante en hojuelas
- 1/4 taza queso estilo Monterrey o muenster, rallado y con bajo contenido de grasa

1. Caliente el horno hasta 400°F. Corte las tortillas en tiritas finitas. Coloque en una bandeja de hornear que haya sido rociada con aceite de cocinar. Horneé las tortillas hasta que esten bien tostadas, unos 8–10 minutos.

2. Caliente el aceite en un sartén pequeño y dore la cebolla y el ajo por 4–5 minutos.

3. En una licuadora o procesador de alimentos, haga un pure con los tomates, la cebolla, el ajo, y el cilantro.

4. En una cacerola grande, hierva la mezcla de tomates y el caldo de pollo. Cocine por 15–20 minutos. Revuelva una o dos veces. Añada la hoja de epazote y caliente por otros 5 minutos.

5. Antes de servir, puede añadirle unas hojuelas de chile seco, a gusto. Las tortillas las puede agregar en éste momento o según va consumiendo la sopa. Adorne cada plato con 1 cda de queso rallado.

Intercambios/Opciones

1 Almidón • 2 Vegetal • 1 Grasa

Calorías	180
Calorías de la Grasa	55
Grasa Total	6.0 g
Grasa Saturada	1.5 g
Grasa Trans	0.0 g
Colesterol	10 mg
Sodio	310 mg
Carbohidrato	25 g
Fibra Dietética	4 g
Azúcares	5 g
Proteína	8 g

Tortilla Soup

Mexico

Serves: 4 / Serving size: 1 cup

This is a wonderful and easy soup to prepare. Epazote is a Mexican herb with a strong flavor, so adjust the amount to your preference!

6 6-inch corn tortillas
1 Tbsp canola oil
1 medium onion, peeled and finely chopped
1 garlic clove, minced
1 14.5-oz can diced tomatoes with juice
2 Tbsp chopped cilantro
4 cups low-fat, low-sodium chicken broth
1 fresh epazote leaf, if available, or 1/4 tsp dried epazote
1/4 tsp hot chile flakes or crushed red pepper (see page 25)
1/4 cup shredded reduced-fat jack or muenster cheese

1. Heat oven to 400°F. Cut tortillas into thin strips. Place on baking sheet that has been coated with nonstick cooking spray. Bake until crisp, about 8–10 minutes.

2. Heat oil in small skillet and sauté onion and garlic for 4–5 minutes.

3. In a blender or food processor, pureé tomatoes, onion, garlic, and cilantro.

4. In a large stockpot, bring tomato mixture and broth to boil. Cover, reduce heat, and simmer 15–20 minutes. Stir once or twice. Add epazote and cook for 5 minutes.

5. Stir in hot chile flakes before serving. Add tortilla strips now or as soup is eaten. Garnish each serving with 1 Tbsp cheese.

Exchanges/Choices
1 Starch • 2 Vegetable • 1 Fat

Calories	180
Calories from Fat	55
Total Fat	6.0 g
Saturated Fat	1.5 g
Trans Fat	0.0 g
Cholesterol	10 mg
Sodium	310 mg
Total Carbohydrate	25 g
Dietary Fiber	4 g
Sugars	5 g
Protein	8 g

Ajíaco

Chile

Porciones: 9 / Tamaño de una Porción: 1 taza

Hay muchas versiones de ajiaco. Esta utiliza acelga fresca.

```
       2 cdas de aceite canola
   1 1/2 lb carne de res de guisar
       4 tazas caldo de res, bajo en grasa y sodio
       2 tazas agua
       1 cebolla grande, cortada estilo pluma fina
       8 papas medianas, peladas, cada una picada en cuartos
       2 zanahorias grandes, picadas en tiras finas (julienne)
       1 taza acelgas, lavadas y picadas
     1–2 dientes ajo, picado
     1/2 cdta orégano
       1 cdta sal
     1/4 cdta pimienta negra
     1/2 taza apio picado
       1 cda perejil, picado
         salsa picante (ají) a su gusto
       2 huevos, cocidos duros, rebanados
```

1. Caliente 1 cda de aceite en una cacerola grande y dore la carne por 4–5 minutos. Agregue el agua y caldo y caliente hasta hervir. Tape, reduzca a fuego lento, y hierva suavemente por 30 minutos.

2. Caliente 1 cda de aceite en un sartén pequeño y dore la cebolla. Añada la cebolla a la cacerola grande, con el resto de los ingredientes excepto la salsa picante y los huevos. Hierva suavemente por 20 minutos.

3. Añada la salsa picante y antes de servir, coloque un pedazo de huevo cocido en cada plato.

Intercambios/Opciones

1 1/2 Almidón • 1 Vegetal •
2 Carne con Bajo Contenido de Grasa

Calorías	230
Calorías de la Grasa	65
Grasa Total	7.0 g
Grasa Saturada	1.5 g
Grasa Trans	0.0 g
Colesterol	85 mg
Sodio	330 mg
Carbohidrato	26 g
Fibra Dietética	3 g
Azúcares	3 g
Proteína	16 g

Ajiaco

Chile

Serves: 9 / Serving size: 1 cup

There are many variations of ajiaco. This one uses fresh chard.

     2 Tbsp canola oil, divided
1 1/2 lb beef stew meat
     4 cups low-fat, low-sodium beef broth
     2 cups water
     1 large onion, peeled and cut into thin vertical slices
     8 medium potatoes, each peeled and quartered
     2 large carrots, julienned
     1 cup chard, washed and chopped
   1–2 garlic cloves, minced
   1/2 tsp oregano
     1 tsp salt
   1/4 tsp black pepper
   1/2 cup chopped celery
     1 Tbsp chopped parsley
       hot pepper sauce to taste
     2 hard-boiled eggs, sliced

1. Heat 1 Tbsp oil in large stockpot and brown meat 4–5 minutes. Add broth and water and bring to a boil. Cover, reduce heat, and simmer 30 minutes.

2. Heat 1 Tbsp oil in small skillet and brown onion. Add to stockpot, along with remaining ingredients except hot sauce and egg. Simmer for 20 minutes.

3. Season with hot sauce and place egg slice in each bowl before serving.

Exchanges/Choices
1 1/2 Starch • 1 Vegetable •
2 Lean Meat

Calories	230
Calories from Fat	65
Total Fat	7.0 g
Saturated Fat	1.5 g
Trans Fat	0.0 g
Cholesterol	85 mg
Sodium	330 mg
Total Carbohydrate	26 g
Dietary Fiber	3 g
Sugars	3 g
Protein	16 g

Caldo Gallego Rápido

Islas del Caribe

Porciones: 10 / Tamaño de una Porción: 1 taza

Este caldo es una versión rápida del plato servido en las islas del caribe para el almuerzo y la cena.

```
1/2 cdta aceite canola
   1 cebolla mediana, pelada y picada
   2 dientes de ajo, machacados
   4 oz chorizo, picado en cuadritos
   4 oz jamón bajo en grasa, picado en cuadritos
1/2 lb pechuga pollo, sin piel, picada en cuadritos
1/2 lb carne de res de guisar, en cuadritos
   6 tazas agua
1/4 taza apio, picado
   1 lb de papas, peladas y picadas en cuadritos
   2 15-oz latas de habichuelas blancas, con el jugo
1/2 lb repollo (col), picado en trozos grandes
1/4 cdta pimienta negra
```

1. Caliente el aceite en una cacerola grande y dore la cebolla, ajo, y las carnes por 8–10 minutos, revolviendo con frecuencia.

2. Añada el resto de los ingredientes y cocine hasta hervir. Tape, baje a fuego lento, y hierva suavemente por 30 minutos.

Intercambios/Opciones
1 1/2 Almidón • 3 Carne con Bajo
Contenido de Grasa

Calorías	255
Calorías de la Grasa	65
Grasa Total	7.0 g
Grasa Saturada	2.4 g
Grasa Trans	0.0 g
Colesterol	40 mg
Sodio	690 mg
Carbohidrato	28 g
Fibra Dietética	6 g
Azúcares	2 g
Proteína	21 g

Quick Galician Stew

Caribbean

Serves: 10 / Serving size: 1 cup

This is a quick version of the one-dish meal served in the Caribbean for lunch or dinner.

        1/2 tsp canola oil
          1 medium onion, peeled and chopped
          2 garlic cloves, minced
          4 oz chorizo, cubed
          4 oz low-fat ham, cubed
        1/2 lb boneless, skinless chicken breast, cubed
        1/2 lb beef stew meat, cubed
          6 cups water
        1/4 cup chopped celery
          1 lb potatoes, peeled and cubed
          2 15-oz cans white navy beans with liquid
        1/2 lb cabbage, cut into chunks
        1/4 tsp black pepper

1. Heat oil in large stockpot and brown onion, garlic, and meats for 8–10 minutes, stirring frequently.
2. Add remaining ingredients and bring to a boil. Cover, reduce heat, and simmer 30 minutes.

Exchanges/Choices
1 1/2 Starch • 3 Lean Meat

Calories	255
Calories from Fat	65
Total Fat	7.0 g
Saturated Fat	2.4 g
Trans Fat	0.0 g
Cholesterol	40 mg
Sodium	690 mg
Total Carbohydrate	28 g
Dietary Fiber	6 g
Sugars	2 g
Protein	21 g

Sancocho de la Costa

Sur América

Porciones: 8 / Tamaño de una Porción: 1 taza

Esta variación de sancocho utiliza pescado en vez de carne.

- 1 cda aceite oliva
- 1 cebolla, pelada y picada fina, dividida
- 1 diente de ajo, machacado
- 1/4 taza pimiento rojo (dulce o picoso), en trozos pequeños
- 1 cda más 1/2 taza cilantro picado, dividido
- 2 tazas de jugo de almejas
- 4 tazas agua
- 1 lb yuca (casava), pelada y cortada en 4 pedazos
- 1 cda leche sin grasa
- 2 papas medianas, peladas y cortada en trozos
- 2 zanahorias medianas, cortadas en cuadritos
- 1/2 plátano maduro, cortado en pedazos de 1 pulgada
- 1/2 lb de pescado de carne blanca firme (halibut, corvina, bacalao), picado en pedazos pequeños
- 1/2 lb de pescado de carne blanca suave (lenguado) picado en pedazos pequeños
- 1/2 cdta jugo fresco de lima (limón verde)
- 1/2 taza arvejas (guisantes dulces) frescas o congeladas
- 1/2 taza col (repollo), picada fina
- 1/2 taza cebolla blanca, picada

Intercambios/Opciones

2 Almidón • 1 Carne con Bajo Contenido de Grasa

Calorías	205
Calorías de la Grasa	25
Grasa Total	3.0 g
Grasa Saturada	0.5 g
Grasa Trans	0.0 g
Colesterol	25 mg
Sodio	200 mg
Carbohidrato	31 g
Fibra Dietética	3 g
Azúcares	5 g
Proteína	14 g

1. Caliente el aceite en una cacerola grande y sofría 1/2 cebolla, ajo, pimiento, y 1 cucharada cilantro por 3–4 minutos. Añada el jugo de almejas y el agua y cocine hasta hervir.

2. Agregue la yuca y la leche, tape y hierva suavemente por 20 minutos.

3. Añada las papas, zanahorias, plátano, pescado, y jugo de lima y caliente por 15 minutos. Añada las arvejas y col (repollo) y hierva suavemente por 5 minutos.

4. Combine 1/2 cebolla y 1/2 taza cilantro en un envase pequeño. Adorne cada porción con 1 cda de esta mezcla.

Coastal Sancocho

South America

Serves: 8 / Serving size: 1 cup

This sancocho variation uses seafood instead of meat.

　　　　1 Tbsp olive oil
　　　　1 onion, peeled and finely chopped, divided
　　　　1 garlic clove, minced
　　　1/4 cup finely chopped sweet or hot red pepper
　　　　1 Tbsp chopped cilantro, plus 1/2 cup chopped cilantro, divided
　　　　2 cups clam juice
　　　　4 cups water
　　　　1 lb cassava (yuca), peeled and cut into 4 pieces
　　　　1 Tbsp fat-free milk
　　　　2 medium potatoes, peeled and cut into chunks
　　　　2 medium carrots, cubed
　　　1/2 ripe plantain, cut into 1-inch pieces
　　　1/2 lb firm-fleshed white fish (halibut, sea bass, or cod), cut into bite-sized pieces
　　　1/2 lb filet of sole, cut into bite-sized pieces
　　　1/2 tsp fresh lime juice
　　　1/2 cup fresh or frozen peas
　　　1/2 cup finely chopped cabbage
　　　1/2 cup chopped white onion

1. Heat oil in large stockpot and sauté 1/2 onion, garlic, pepper, and 1 Tbsp cilantro for 3–4 minutes. Add clam juice and water and bring to a boil.

2. Add cassava and milk, cover, and simmer for 20 minutes.

3. Add potatoes, carrots, plantain, fish, and lime juice and simmer for 15 minutes. Add peas and cabbage and simmer 5 minutes.

4. Combine 1/2 onion and 1/2 cup cilantro in small bowl. Garnish each soup serving with 1 Tbsp mixture.

Exchanges/Choices
2 Starch • 1 Lean Meat

Calories	205
Calories from Fat	25
Total Fat	3.0 g
Saturated Fat	0.5 g
Trans Fat	0.0 g
Cholesterol	25 mg
Sodium	200 mg
Total Carbohydrate	31 g
Dietary Fiber	3 g
Sugars	5 g
Protein	14 g

Sopa de Frijoles Negros

Cuba

Porciones: 6 / Tamaño de una Porción: 1 taza

1 lb frijoles negros (habichuelas negras), secos, remojados en agua por la noche
6 tazas agua
1 pimiento dulce, verde, picado en 4 pedazos
1 cebolla pequeña, picada por la mitad
2 cdas aceite canola
1 taza jamón, bajo en grasa, picado en cuadritos
1 taza cebolla, picada
1 pimiento dulce, verde, sin semillas, picado
2 dientes de ajo, machacados
1 cdta comino seco
1/2 cdta orégano seco o una espiga de orégano fresco
1/2 cdta mostaza en polvo
1 hoja de laurel
1 cda jugo de lima (limón verde)
6 cdas huevo duro en pedazos pequeños

1. Lleve a hervir los frijoles (habichuelas), agua, pimienta y la cebolla. Tape, reduzca a fuego lento y cocine por 3–4 horas o hasta que los frijoles esten cocidos.

2. Caliente el aceite en un sartén mediano y sofría el jamón, cebollas, pimiento, y ajo por 3–4 minutos. Añada a los frijoles con el resto de los ingredientes excepto el huevo. Añada suficiente agua para hacer 6 tazas de sopa, cubra, y hierva suavemente por 1 hora.

3. Remueva 2 tazas de sopa y maje o pase por la licuadora. Regrese el pure de frijoles a la sopa. Cocine por 3 minutos, saque la hoja de laurel, añada el jugo de lima, adorne con el huevo, y sirva.

Intercambios/Opciones

2 1/2 Almidón • 1 Vegetal •
2 Carne con Bajo Contenido de
Grasa • 1/2 Grasa

Calorías	345
Calorías de la Grasa	70
Grasa Total	8.0 g
Grasa Saturada	1.3 g
Grasa Trans	0.0 g
Colesterol	50 mg
Sodio	330 mg
Carbohidrato	48 g
Fibra Dietética	17 g
Azúcares	7 g
Proteína	23 g

Traditional Black Bean Soup

Cuba

Serves: 6 / Serving size: 1 cup

> 1 lb dried black beans, soaked in water overnight
> 6 cups water
> 1 green pepper, cut into 4 pieces
> 1 small onion, halved
> 2 Tbsp canola oil
> 1 cup lean ham, cubed
> 1 cup chopped onion
> 1 green pepper, seeded and chopped
> 2 garlic cloves, minced
> 1 tsp dried cumin
> 1/2 tsp dried oregano, or 1 sprig fresh oregano
> 1/2 tsp dry mustard
> 1 bay leaf
> 1 Tbsp fresh lime juice
> 6 Tbsp chopped hard-boiled egg

1. Bring beans, water, pepper, and onion to a boil. Cover, reduce heat, and cook 3–4 hours or until beans are done.

2. Heat oil in medium skillet and sauté ham, onion, pepper, and garlic for 3–4 minutes. Add to beans along with other ingredients except lime juice and egg. Add enough water to make 6 cups soup, then cover and simmer 1 hour.

3. Remove 2 cups soup and mash or run through the blender or food processor. Return pureé to soup. Cook 3 minutes, then discard bay leaf, stir in lime juice, garnish with egg, and serve.

Exchanges/Choices
2 1/2 Starch • 1 Vegetable •
2 Lean Meat • 1/2 Fat

Calories	345
Calories from Fat	70
Total Fat	8.0 g
Saturated Fat	1.3 g
Trans Fat	0.0 g
Cholesterol	50 mg
Sodium	330 mg
Total Carbohydrate	48 g
Dietary Fiber	17 g
Sugars	7 g
Protein	23 g

Sopa de Frijoles Negros Rápida

Porciones: 4 / Tamaño de una Porción: 1 taza

He aqui una versión rápida pero con el mismo gran sabor.

       1 cdta aceite canola
   1/4 taza sofrito (véase la receta en la página 30)
       1 taza jamón bajo en grasa, picado en cuadritos
       2 latas, de 15-oz cada una, de frijoles negros en agua, escurridos y enjuagados
       2 tazas caldo de res, bajo en grasa y sodio
       4 cdas huevo duro, picado

1. Caliente el aceite en una cacerola mediana y cocine el sofrito y jamón por 3–4 minutos.

2. Añada los frijoles y el caldo y cocine hasta hervir. Tape, reduzca a fuego lento, y hierva suavemente por 20 minutos.

3. Remueva 1 taza de sopa y maje o pase por la licuadora. Regrese el pure de frijoles a la sopa. Cocine por 2 minutos y sirva.

4. Adorne cada porción con 1 cda de huevo.

Intercambios/Opciones
2 Almidón • 2 Carne con Bajo
Contenido de Grasa

Calorías	235
Calorías de la Grasa	35
Grasa Total	4.0 g
Grasa Saturada	0.8 g
Grasa Trans	0.0 g
Colesterol	55 mg
Sodio	665 mg
Carbohidrato	31 g
Fibra Dietética	11 g
Azúcares	5 g
Proteína	20 g

Quick Black Bean Soup

Serves: 4 / Serving size: 1 cup

Here is a quick method that still has great flavor.

> 1 tsp canola oil
> 1/4 cup sofrito (see recipe, page 31)
> 1 cup lean ham, cubed
> 2 15-oz cans black beans, rinsed and drained
> 2 cups low-fat, low-sodium beef broth
> 4 Tbsp chopped hard-boiled egg

1. Heat oil in medium stockpot and sauté sofrito and ham 3–4 minutes.

2. Add beans and broth and bring to a boil. Cover, reduce heat, and simmer 20 minutes.

3. Remove 1 cup soup and mash or run through the blender or food processor. Return pureé to soup. Cook 2 minutes.

4. Garnish each serving with 1 Tbsp egg.

Exchanges/Choices
2 Starch • 2 Lean Meat

Calories	235
Calories from Fat	35
Total Fat	4.0 g
Saturated Fat	0.8 g
Trans Fat	0.0 g
Cholesterol	55 mg
Sodium	665 mg
Total Carbohydrate	31 g
Dietary Fiber	11 g
Sugars	5 g
Protein	20g

Sopa de Lentejas

Porciones: 5 / Tamaño de la porción: 1/5 de la receta

1 cdta de aceite de oliva
1 cebolla, picada en trocitos finos
1 diente de ajo, bien picadito
1/2 zanahoria, en cubitos pequeños
1 taza de lentejas
3 tazas de caldo de res o de vegetales, bajo en grasa y sodio
1/4 cdta de comino en polvo
1/4 cdta de paprika dulce regular o española
1/8 cdta de semillas de anís
1 hoja de laurel
1 cda de cilantro, picado
1 huevo duro, cortado en pedacitos (opcional)
1 pedazo de 2 a 3 pulgadas de plátano maduro horneado (opcional)

1. Caliente el aceite de oliva. Sofría la cebolla y el ajo. Agregue la zanahoria y las lentejas. Sofríalas de 3 a 5 minutos.

2. Agregue los demás ingredientes, excepto el huevo duro.

3. Ponga la tapa y mantenga un hervor a fuego lento de 45 minutos a 1 hora o hasta que estén suaves las lentejas.

4. Decore y sirva la sopa con 1 cdta de huevo picado. Sírvala con el plátano maduro horneado.

Intercambios/Opciones
1 1/2 Almidón • 1 Carne con Bajo
Contenido de Grasa

Calorías	150
Calorías de la Grasa . . .	15
Grasa Total	1.5 g
Grasa Saturada	0.2 g
Grasa Trans	0.0 g
Colesterol	0 mg
Sodio	80 mg
Carbohidrato	25 g
Fibra Dietética	9 g
Azúcares	3 g
Proteína	12 g

Lentil Soup

Serves: 5 / Serving size: 1/5 recipe

> 1 tsp olive oil
> 1 onion, chopped fine
> 1 garlic clove, minced
> 1/2 carrot, diced small
> 1 cup lentils
> 3 cups beef or vegetable broth, low in fat and sodium
> 1/4 tsp dried cumin
> 1/4 tsp regular or Spanish sweet paprika
> 1/8 tsp anise seeds
> 1 bay leaf
> 1 Tbsp cilantro, chopped
> 1 hard-boiled egg, cut in small pieces (optional)
> 1 2–3-inch piece of baked ripe plantain (optional)

1. Heat the olive oil. Sauté the onion and garlic. Add the carrot and lentils. Sauté 3–5 minutes.

2. Add the other ingredients, except the hard-boiled egg.

3. Cover and simmer at low heat for 45 minutes to 1 hour or until the lentils are tender.

4. Serve and garnish with 1 teaspoon of chopped egg. Serve with baked ripe plantain.

Exchanges/Choices
1 1/2 Starch • 1 Lean Meat

Calories	150
Calories from Fat	15
Total Fat	1.5 g
Saturated Fat	0.2 g
Trans Fat	0.0 g
Cholesterol	0 mg
Sodium	80 mg
Total Carbohydrate	25 g
Dietary Fiber	9 g
Sugars	3 g
Protein	12 g

Sopa de Plátano Verde

Puerto Rico

Porciones: 6 / Tamaño de una Porción: 1 taza

Algunas personas prefieren cocinar el plátano en el caldo, luego lo remueven, lo majan, y lo regresan a la sopa.

> 3 tazas caldo de pollo, bajo en grasa y sodio
> 1 lb de pechuga de pollo, deshuesada y sin piel, picada en pedazos de 1-pulgada
> 1 cebolla, pelada y picada en cuartos
> 1/2 chile o pimiento dulce verde, sin semilla
> 1/2 chile o pimiento dulce rojo, sin semilla
> 2 cdas sofrito (véase la receta en la página 30)
> 1/2 cdta sal
> 1 plátano verde
> 1 taza de agua, a temperatura ambiente

1. En una cacerola mediana cocine todos los primeros 7 ingredientes hasta hervir. Tape, reduzca a fuego lento, y deje hervir suavemente por 45 minutos.

2. Pele y ralle el plátano. Disuelva el plátano rallado en agua y agregue al caldo, moviéndolo. Tape y cocine por 15–20 minutos.

Intercambios/Opciones
1 Almidón • 2 Carne con Bajo Contenido de Grasa

Calorías	155
Calorías de la Grasa	20
Grasa Total	2.0 g
Grasa Saturada	0.6 g
Grasa Trans	0.0 g
Colesterol	45 mg
Sodio	275 mg
Carbohidrato	16 g
Fibra Dietética	2 g
Azúcares	7 g
Proteína	18 g

Plantain Soup

Puerto Rico

Serves: 6 / Serving size: 1 cup

Some people prefer to cook the plantain with the broth, then remove it, mash it, and return it to the soup.

    3 cups low-fat, low-sodium chicken broth
    1 lb boneless, skinless chicken breast, cut into 1-inch pieces
    1 onion, peeled and quartered
    1/2 medium green bell pepper, seeded and halved
    1/2 medium red bell pepper, seeded and halved
    2 Tbsp sofrito (see recipe, page 31)
    1/2 tsp salt
    1 green plantain
    1 cup water, room temperature

1. Bring all ingredients except plantain and water to boil in medium stockpot. Cover, reduce heat, and simmer 45 minutes.

2. Peel and finely grate the plantain pulp. Dissolve grated plantain in water and stir into the soup. Cover and cook 15–20 minutes.

Exchanges/Choices
1 Starch • 2 Lean Meat

Calories	155
Calories from Fat	20
Total Fat	2.0 g
Saturated Fat	0.6 g
Trans Fat	0.0 g
Cholesterol	45 mg
Sodium	275 mg
Total Carbohydrate	16 g
Dietary Fiber	2 g
Sugars	7 g
Protein	18 g

Sopa de Arroz con Jamón

Porciones: 5 / Tamaño de la porción: 1/5 de la receta

>   1 cdta de aceite de oliva
>   1/2 taza de cebolla picada
>   1 diente de ajo, bien picadito
>   2 cdas de pimientos dulces o de chiles asados picados
>   1/4 taza de jamón (4% grasa), en cubitos
>   1/4 taza de arroz crudo
>   3 tazas de caldo de pollo, bajo en grasa y sodio
>   1 hoja de laurel
>   1 cda de perejil fresco, picado

1. Caliente el aceite de oliva en una sartén. Agregue la cebolla y el ajo. Revuélvalos de forma continua para evitar cocinarlos demasiado.

2. Agregue el pimiento, el jamón, y el arroz. Sofríalos de 2 a 3 minutos.

3. Agréguele a esta mezcla el caldo, la hoja de laurel, y el perejil. Cocine el arroz de 20 a 25 minutos o hasta que esté listo.

4. Sírvalo caliente con un pedazo de pan tostado y con una ensalada de hojas verdes.

Intercambios/Opciones
1 Almidón

Calorías 70
   Calorías de la Grasa . . . 15
Grasa Total . . . . 1.5 g
   Grasa Saturada . . . . 0.3 g
   Grasa Trans . . . . 0.0 g
Colesterol . . . . 5 mg
Sodio . . . . 140 mg
Carbohidratos . . . . 11 g
   Fibra Dietética . . . . 0 g
   Azúcares . . . . 1 g
Proteína . . . . 4 g

Rice and Ham Soup

Serves: 5 / Serving size: 1/5 recipe

1 tsp olive oil
1/2 cup chopped onion
1 garlic clove, minced
2 Tbsp chopped sweet peppers or roasted chile
1/4 cup ham (4% fat), cubed
1/4 cup uncooked rice
3 cups chicken broth, low in fat and sodium
1 bay leaf
1 tsp fresh parsley, chopped

1. Heat the olive oil in a pan. Add the onion and garlic. Stir continuously to avoid overcooking onion and garlic.

2. Add the pepper, ham, and rice. Sauté for 2–3 minutes.

3. To this mixture, add the broth, bay leaf, and the parsley. Cook 20–25 minutes or until the rice is cooked.

4. Serve hot with a piece of toast and a green salad.

Exchanges/Choices
1 Starch

Calories	70
Calories from Fat	15
Total Fat	1.5 g
Saturated Fat	0.3 g
Trans Fat	0.0 g
Cholesterol	5 mg
Sodium	140 mg
Total Carbohydrate	11 g
Dietary Fiber	0 g
Sugars	1 g
Protein	4 g

Carnes, Pescados, & Mariscos/ Meat & Seafood

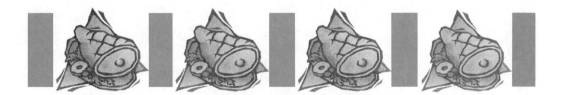

Carnes, Pescados, & Mariscos

C uando trabaje con carnes, pescados o mariscos, recuerde:

❖ Mantenga estos productos refrigerados hasta el momento de usarlos.
❖ Descongele las carnes en el refrigerador u horno de micro-ondas, nunca en el mostrador.
❖ Cocine bien estos productos. La forma más precisa de saber si la carne está bien cocida es mediante el uso de un termómetro.
❖ Tan pronto termine de comer, ponga en el refrigerador los alimentos que va a usar más tarde. Ningún alimento que contenga carne o leche debe estar a temperatura de ambiente más de dos horas.
❖ Compre pescados y mariscos de fuentes confiables. Evite productos de aguas contaminadas.

Para una mejor nutrición:
❖ Remueva toda la piel y grasa visible de las carnes y del pollo.
❖ Hornee, cocine al vapor, o sofría en poca grasa las carnes y el pescado.
❖ La porción de carne que provee los nutrientes necesarios para el cuerpo, es correspondiente al tamaño de una baraja o naipe. Muchas personas consumen demasiada carne con cada comida: la carne debe utilizarse como un acompañamiento para sus granos, frutas, y vegetales.

Meat & Seafood

When you work with meat and seafood, remember:

❖ Keep meat and seafood refrigerated until you need them.
❖ Thaw frozen meat in the refrigerator or microwave oven instead of the kitchen counter.
❖ Cook meat thoroughly. Use a meat thermometer to check for doneness.
❖ Refrigerate leftovers promptly. Foods containing meat or milk should not be at room temperature for more than two hours.
❖ Buy fish and seafood from reliable sources. Avoid products from contaminated waters.

For best nutrition:

❖ Remove all skin and visible fat from meat and poultry.
❖ Broil, bake, or steam meat or fish, or sauté in nonstick cookware using very little fat.
❖ Know correct portion size: a serving of meat is about the size of the palm of your hand or a deck of cards. Most people eat way too much meat at every meal: think of meat as a side dish to your grains, fruits, and vegetables.

Carnes, Pescados, & Mariscos

Meat & Seafood

Albóndigas Poblanas

México

Porciones: 4 / Tamaño de una Porción: 3 albóndigas

Estas albóndigas se sirven tradicionalmente con tortillas, arroz o puré de papas (papas majadas) y una ensalada verde. Trate de eliminar el arroz o las papas para reducir la cantidad de carbohidratos en esta comida.

Albóndigas

> 1 lb carne molida (4% grasa)
> 1/2 taza arroz, cocido
> 1 cebolla, pequeña, picada fina
> 2 dientes de ajo, machacados
> 1 huevo, batido ligeramente
> 1/4 taza migas de pan, seco
> 1/4 cdta de menta, seca o 1 cdta hojas de menta (yerba buena), picadas
> 1 cda cilantro, fresco, picado, hojas solamente
> 1/4 cdta pimienta negra
> 1/2 taza caldo de res, bajo en grasa

Salsa

> 1–2 chiles chipotles
> 2 cdas agua
> 1 1/2 taza salsa tomate sin sal añadida
> 1 1/2 taza de agua
> 1 cdta de canela en polvo
> 1 cdta de comino
> 1/8 cdta de clavo de olor, molido
> 1/4 cdta de pimienta negra

1. Caliente el horno hasta 350°F. En una cacerola grande combine todos los ingredientes para las albóndigas menos el caldo de res y mezcle bien. Forme 12 albóndigas. Coloque las albóndigas en un molde para asar y hornee por 15 minutos.

2. Licúe los chiles con las 2 cdas de agua en la licuadora. En una cacerola mediana, combínelos con los demás ingredientes para la salsa y deje hervir. Baje a fuego lento y hierva suavemente por 15 minutos.

3. Vierta el caldo de res por encima de las albóndigas antes de virarlas. Cocine por unos 10 minutos más. Remueva las albóndigas y escurra en papel toalla.

4. Añada las albóndigas a la salsa de chipotle hirviendo. Cubra y cocine por 15 minutos más.

Intercambios/Opciones

1 Almidón • 2 Vegetal •
3 Carne con Bajo Contenido de Grasa

Calorías	265
Calorías de la Grasa	65
Grasa Total	7.0 g
Grasa Saturada	2.5 g
Grasa Trans	0.3 g
Colesterol	115 mg
Sodio	300 mg
Carbohidrato	23 g
Fibra Dietética	5 g
Azúcares	6 g
Proteína	29 g

Meatballs Puebla Style

Mexico

Serves: 4 / Serving size: 3 meatballs

These meatballs are traditionally served with tortillas, rice, mashed potatoes, and a green salad. Try eliminating either the rice or the mashed potatoes to reduce the carbohydrate content of the meal.

Meatballs
- 1 lb lean (4% fat) ground beef
- 1/2 cup cooked rice
- 1 small onion, finely chopped
- 2 garlic cloves, minced
- 1 egg, lightly beaten
- 1/4 cup bread crumbs
- 1/4 tsp dried mint or 1 tsp chopped fresh mint
- 1 Tbsp chopped fresh cilantro, leaves only
- 1/4 tsp black pepper
- 1/2 cup low-fat beef broth

Sauce
- 1–2 chipotle chiles, put through the blender
- 2 Tbsp water
- 1 1/2 cups no-salt-added tomato sauce
- 1 1/2 cups water
- 1 tsp cinnamon
- 1 tsp cumin
- 1/8 tsp cloves
- 1/4 tsp black pepper

1. Heat oven to 350°F. In a large bowl, combine all meatball ingredients, except beef broth and mix well. Shape into 12 meatballs. Place meatballs in baking dish and bake for 15 minutes.

2. Blend chiles with water in blender. Combine all sauce ingredients in a medium saucepan and bring to a boil. Lower heat and simmer for 15 minutes.

3. Pour beef broth over meatballs and turn. Bake 10 more minutes. Remove meatballs from oven and drain on paper towels.

4. Add meatballs to simmering chipotle sauce, cover and cook 15 more minutes.

Exchanges/Choices
1 Starch • 2 Vegetable • 3 Lean Meat

Calories	265
Calories from Fat	65
Total Fat	7.0 g
Saturated Fat	2.5 g
Trans Fat	0.3 g
Cholesterol	115 mg
Sodium	300 mg
Total Carbohydrate	23 g
Dietary Fiber	5 g
Sugars	6 g
Protein	29 g

Churrascos Criollos

América del Sur

Porciones: 6 / Tamaño de una Porción: 1/6 receta

Si desea, puede usar un bistec delgado.

1 1/2 lb churrascos o carne para bistecs
1 cdta sal, dividida
1/4 cdta pimienta negra
1 1/2 cdas aceite de oliva
4 papas medianas, peladas, en rebanadas
2 cebollas grandes, rebanadas en ruedas
1 chile o pimiento verde mediano, en ruedas
1 chile o pimiento rojo mediano, en ruedas
3 tomates (jitomates) ciruela (roma) en ruedas finas
2 dientes de ajos, rebanados finos
2 cdas perejil o cilantro, picado
1/2 cdta orégano, dividido
1/2 taza caldo de res, bajo en grasa
1/2 taza vino blanco

1. Condimente la carne con 1/2 cdta de sal y pimienta. En un sartén grande antiadherente, caliente el aceite a fuego mediano. Coloque una capa de carne en el sartén. Encima de la carne, ponga en capas las papas, cebollas, pimientos, tomate, ajo, y perejil o cilantro. Espolvoree con 1/4 cdta de orégano y 1/4 cdta de sal.

2. Ponga otra capa de carne y vuelva a repetir las capas con los otros ingredientes. Espolvoree con el resto del orégano y la sal.

3. Cubra con el caldo y el vino y tape. Cocine hasta que las papas esten cocidas, entre 30–40 minutos. Coloque la carne y vegetales en un plato grande y vierta la salsa por encima.

Intercambios/Opciones
1 Almidón • 3 Vegetal •
2 Carne con Bajo Contenido de Grasa
1 Grasa

Calorías	300
Calorías de la Grasa	80
Grasa Total	9.0 g
Grasa Saturada	2.3 g
Grasa Trans	0.0 g
Colesterol	60 mg
Sodio	500 mg
Carbohidrato	28 g
Fibra Dietética	4 g
Azúcares	6 g
Proteína	26 g

Creole Beef Steak

South America

Serves: 6 / Serving size: 1/6 recipe

Latino cooks make churrascos with thin steak, which you can use instead of cube steak in this recipe, if desired.

1 1/2 lb cube steak
1 tsp salt, divided
1/4 tsp black pepper
1 1/2 Tbsp olive oil
4 medium potatoes, peeled and thinly sliced
2 large onions, sliced into rings
1 medium green bell pepper, sliced into rings
1 medium red bell pepper, sliced into rings
3 plum tomatoes, thinly sliced
2 garlic cloves, thinly sliced
2 Tbsp chopped fresh parsley or cilantro
1/2 tsp oregano, divided
1/2 cup low-fat beef broth
1/2 cup white wine

1. Season meat with 1/2 tsp salt and pepper. Heat oil in a large nonstick skillet over medium-low heat. Place a layer of meat in the skillet. On top of the meat, layer potatoes, onion, peppers, tomato, garlic, and parsley or cilantro. Sprinkle with 1/4 tsp each oregano and salt.

2. Place another layer of meat in the skillet and repeat the layering of the other ingredients. Sprinkle with remaining oregano and salt.

3. Pour the broth and wine in the skillet and cover. Cook until potatoes are tender, between 30–40 minutes. Place meat and vegetables on a serving platter and pour skillet juices over top.

Exchanges/Choices
1 Starch • 3 Vegetable •
2 Lean Meat • 1 Fat

Calories	300
Calories from Fat	80
Total Fat	9.0 g
Saturated Fat	2.3 g
Trans Fat	0.0 g
Cholesterol	60 mg
Sodium	500 mg
Total Carbohydrate	28 g
Dietary Fiber	4 g
Sugars	6 g
Protein	26 g

Anticuchos con Carne de Res

América del Sur

Porciones: 6 / Tamaño de una Porción: 1 anticucho

Usted puede ajustar la cantidad de chile para que estos anticuchos queden a su gusto.

1 1/2 lb bistec de aguayón (solomillo) cortado en 24 pedazos
 1 taza vinagre de cidra o blanco
1/2 taza agua
1–2 chiles (de la intensidad de picante que desee), picados finos
1/4 cdta chile en polvo
 3 dientes de ajo, machacados
1/2 cdta sal
1/8 cdta pimienta negra
 2 cdas aceite de oliva

1. Combine todos los ingredientes en una bolsa plástica con cierre y refrigere por lo menos 1 hora o por la noche. Vire la bolsa varias veces.

2. Ponga 4 pedazos de carne en cada una de 6 brochetas (pinchos). Cocine en el asador del horno o a la parrilla alrededor de 6 pulgadas de las llamas por unos 10–15 minutos, virando las brochetas frecuentemente. Descarte la marinada restante.

Intercambios/Opciones
3 Carne con Bajo Contenido de Grasa

Calorías	145
Calorías de la Grasa	45
Grasa Total	5.0 g
Grasa Saturada	1.8 g
Grasa Trans	0.1 g
Colesterol	40 mg
Sodio	100 mg
Carbohidrato	0 g
Fibra Dietética	0 g
Azúcares	0 g
Proteína	22 g

Beef Kabobs

South America

Serves: 6 / Serving size: 1 kabob

You can make these kabobs as mild or hot as you like.

- 1 1/2 lb beef top sirloin, cut into 24 pieces
- 1 cup white or apple cider vinegar
- 1/2 cup water
- 1–2 chile peppers (as mild or hot as you like), chopped fine
- 1/4 tsp chile powder
- 3 garlic cloves, crushed
- 1/2 tsp salt
- 1/8 tsp black pepper
- 2 Tbsp olive oil

1. Combine all ingredients in a large zippered plastic bag. Refrigerate at least 1 hour or overnight, turning bag occasionally.

2. Place 4 pieces of meat on each of 6 skewers and grill or broil about 6 inches from the heat source for 10–15 minutes, turning kabobs frequently. Discard any remaining marinade.

Exchanges/Choices
3 Lean Meat

Calories	145
Calories from Fat	45
Total Fat	5.0 g
Saturated Fat	1.8 g
Trans Fat	0.1 g
Cholesterol	40 mg
Sodium	100 mg
Total Carbohydrate	0 g
Dietary Fiber	0 g
Sugars	0 g
Protein	22 g

Anticuchos con Carnes Variadas

Sur América

Porciones: 6 / Tamaño de una Porción: 2 anticuchos

Usted podrá satisfacer todos los gustos si combina tres clases de carnes en un mismo palito.

> 1/2 lb bistec de aguayón (solomillo), cortado en 12 pedazos
> 1/2 lb lomo de cerdo, cortada en 12 pedazos
> 1/2 lb pechugas de pollo, deshuesadas y sin piel, picada en 12 pedazos
> 1 chile o pimiento mediano, verde, cortado en 12 pedazos
> 1 chile o pimiento mediano rojo, cortado en 12 pedazos
> 2 cebollas medianas, cortada en 12 pedazos cada una

1. Coloque 1 pedazo de carne de res, cerdo, y pollo en cada uno de los 12 palitos para asar, alternando las carnes, el pimiento y la cebolla.
2. Asar en el horno o a la parrilla, alrededor de 6 pulgadas de las llamas por 10–15 minutos, virando los palitos frecuentemente.

Intercambios/Opciones
1 Vegetal • 3 Carne con Bajo Contenido de Grasa

Calorías	170
Calorías de la Grasa	45
Grasa Total	5.0 g
Grasa Saturada	1.7 g
Grasa Trans	0.0 g
Colesterol	55 mg
Sodio	55 mg
Carbohidrato	7 g
Fibra Dietética	2 g
Azúcares	4 g
Proteína	23 g

Meat Kabob Medley

South America

Serves: 6 / Serving size: 2 kabobs

You can please everyone if you put three different kinds of meat on the same skewer!

1/2 lb beef top sirloin, cut into 12 pieces
1/2 lb boneless pork loin, cut into 12 pieces
1/2 lb boneless, skinless chicken breast, cut into 12 pieces
   1 medium green bell pepper, cut into 12 chunks
   1 medium red bell pepper, cut into 12 chunks
   2 medium onions, cut into 12 chunks each

1. Place 1 piece of beef, pork, and chicken on each of 12 skewers, alternating with chunks of pepper and onion.
2. Grill or broil about 6 inches from the heat source for 10–15 minutes, turning kabobs frequently.

Exchanges/Choices
1 Vegetable • 3 Lean Meat

Calories	170
Calories from Fat	45
Total Fat	5.0 g
Saturated Fat	1.7 g
Trans Fat	0.0 g
Cholesterol	55 mg
Sodium	55 mg
Total Carbohydrate	7 g
Dietary Fiber	2 g
Sugars	4 g
Protein	23 g

Pimientos Dulces Rellenos con Carne

Porciones: 4 / Tamaño de una Porción: 1 pimiento

Si desea usar el horno convencional, hornee los pimientos a 350°F por 20–25 minutos.

```
    1 cda aceite canola
    2 cdas sofrito (véase la receta en la página 30)
1/2 lb carne de res molida (4% grasa)
1/2 lb carne de pavo molida, con muy poca grasa (4% grasa)
1/4 taza salsa de tomate
    1 Tbsp tomato paste
    4 estilo Bell o pimientos morrones españoles
1/4 taza agua
1/2 taza queso rallado (mozzarella, muenster, jack, asadero o cheddar) sin grasa
```

1. Caliente el aceite en una cacerola mediana, a fuego mediano/alto. Añada el sofrito y cocine por 3–4 minutos. Agregue la carne y cocine por 5–6 minutos. Añada la salsa y la pasta de tomate. Reduzca el fuego, tape, y cocine por 10 minutos.

2. Mientras tanto, lave los pimientos. Con un cuchillo pequeño, cuidadosamente, corte un círculo pequeño alrededor del área del tallo. Levante el tallo y remueva las semillas. Enjuague los pimientos y remueva cualquier semilla que quedara adentro de los pimientos.

3. Coloque en un molde para microondas de 3 pulgadas de profundidad. Ponga los pimientos uno al lado del otro, talladitos, para que se puedan apoyar uno del otro.

4. Añada el agua y cubra con papel plástico para el horno de microondas. Cocine a fuego alto (high power) por 2–3 minutos o hasta que los pimientos estén un poco blandos. Remueva del horno y escurra los pimientos. ¡Cuidado— están calientes!

5. Con una cuchara de sopa, vaya añadiendo el picadillo. Cubra la apertura con 2 cdas de queso rallado. Coloque los pimientos rellenos en el molde nuevamente. Cubra y hornee por 4–5 minutos.

Intercambios/Opciones
2 Vegetal • 4 Carne con Bajo Contenido de Grasa • 1/2 Grasa

Calorías	255
Calorías de la Grasa	100
Grasa Total	11.0 g
Grasa Saturada	2.5 g
Grasa Trans	0.2 g
Colesterol	75 mg
Sodio	335 mg
Carbohidrato	11 g
Fibra Dietética	2 g
Azúcares	5 g
Proteína	29 g

Stuffed Peppers

Serves: 4 / Serving size: 1 pepper

If you want to use the regular oven for this recipe, bake stuffed peppers at 350°F for 20–25 minutes.

> 1 Tbsp canola oil
> 2 Tbsp sofrito (see recipe, page 31)
> 1/2 lb lean ground turkey
> 1/2 lb extra lean (4% fat) ground beef
> 1/4 cup tomato sauce
> 1 Tbsp tomato paste
> 4 medium green or red bell peppers
> 1/4 cup water
> 1/2 cup fat-free grated cheese (mozzarella, muenster, jack, asadero, or cheddar)

1. Heat oil in a medium skillet over medium-high heat. Add sofrito and sauté 3–4 minutes. Add meat and brown 5–6 minutes. Stir in tomato sauce and paste. Reduce heat, cover, and cook for 10 minutes.

2. Meanwhile, wash peppers. With a small knife, carefully cut a small circle around the stem area. Lift the stem and remove the seeds. Rinse peppers to remove any remaining seeds.

3. Place peppers in a 3-inch-deep microwave-safe dish next to each other so they support each other standing.

4. Add water and cover with microwave-proof plastic wrap. Cook at high power for 2–3 minutes or until the peppers are slightly soft. Remove from the microwave and drain. Careful—the peppers are hot!

5. With a soup spoon, fill peppers with meat filling. Cover the opening of each pepper with 2 Tbsp grated cheese. Place stuffed peppers back in pan. Cover and microwave 4–5 minutes.

Exchanges/Choices

2 Vegetable • 4 Lean Meat • 1/2 Fat

Calories	255
Calories from Fat	100
Total Fat	11.0 g
Saturated Fat	2.5 g
Trans Fat	0.2 g
Cholesterol	75 mg
Sodium	335 mg
Total Carbohydrate	11 g
Dietary Fiber	2 g
Sugars	5 g
Protein	29 g

Lomo de Cerdo al Horno

Porciones: 8 / Tamaño de una Porción: 4 oz de cerdo

En muchos países latinoamericanos es tradicional preparar un lechón asado o un pernil de cerdo al horno. Siempre adobe la carne el día anterior y refrigere. Saque la carne del refrigerador 30 minutos antes de usarla. A muchos cocineros les gusta usar bolsas para hornear ya que la carne resulta tierna y la limpieza resulta más fácil.

         1 1/2 cdta aceite de oliva
         1 1/2 cdta vinagre
             6 dientes de ajo, machacados
             1 cdta orégano
         1/2 cdta sal
         1/4 cdta pimienta negra
             2 lb de lomo de cerdo, deshuesado

1. Mezcle todos los ingredientes en una bolsa plástica con cierre, añada la carne, y refrigere de un día para otro.

2. Remueva el pernil de la nevera 30 minutos antes de hornear. Caliente el horno hasta 350°F. Coloque la carne en la bolsa de hornear y siga las instrucciones del manufacturero para hornear. Si prefiere no usar bolsa de hornear, entonces, coloque la carne en un molde para hornear y cubra con papel de aluminio. Hornee por 1 hora o hasta que la temperature interne de la carne llegue a los 160°F use un termómetro para carnes.

3. Remueva la carne del horno y espere 15 minutos antes de cortar.

Intercambios/Opciones
3 Carne con Bajo Contenido de
Grasa • 1/2 Grasa

Calorías	165
Calorías de la Grasa	70
Grasa Total	8.0 g
Grasa Saturada	2.7 g
Grasa Trans	0.0 g
Colesterol	60 mg
Sodio	190 mg
Carbohidrato	1 g
Fibra Dietética	0 g
Azúcares	0 g
Proteína	21 g

Baked Pork Loin

Serves: 8 / Serving size: 4 oz pork

In many Latin American countries, it's traditional to prepare a roasted pig or baked pork loin. Always season the meat the day before and refrigerate it overnight. Take the meat out of the refrigerator about 30 minutes before you put it in the oven. Some cooks like to use a baking bag because the meat stays tender and juicy and cleanup is a breeze!

1 1/2 tsp olive oil
1 1/2 tsp vinegar
6 garlic cloves, minced
1 tsp oregano
1/2 tsp salt
1/4 tsp black pepper
2 lb boneless pork loin

1. Combine seasonings in a zippered plastic bag, add pork, and refrigerate overnight.
2. Remove pork from refrigerator 30 minutes before baking. Heat oven to 350°F. Place pork in baking bag and follow package instructions for baking, or place in baking pan, cover with foil. Bake for 1 hour or until the internal temperature of the meat reaches 160°F. Use a meat thermometer.
3. Remove meat from oven and allow to rest 15 minutes before slicing.

Exchanges/Choices
3 Lean Meat • 1/2 Fat

Calories	165
Calories from Fat	70
Total Fat	8.0 g
Saturated Fat	2.7 g
Trans Fat	0.0 g
Cholesterol	60 mg
Sodium	190 mg
Total Carbohydrate	1 g
Dietary Fiber	0 g
Sugars	0 g
Protein	21 g

Lomo de Cerdo con Salsa de Naranja

Porciones: 4 / Tamaño de la porción: 1/4 de la receta

Marinada
- 1 cdta de aceite de oliva
- 1/4 taza de vino blanco
- 1/4 taza de jugo de naranja
- 1/2 cebolla en rebanadas
- 1 diente de ajo, machacado
- 1/4 cdta de sal
- 1/4 cdta de pimienta negra en polvo
- 1 cdta de cáscara de naranja recién rallada
- 1/4 cdta de jengibre en polvo
- 1 lb de lomo de cerdo deshuesado

Carne
- 1 cdta de aceite de oliva
- 1/2 cebolla, picada en trocitos finos
- 1 diente de ajo, machacado
- 1 1/2 taza de jugo de naranja
- 3/4 taza de caldo de pollo, bajo en grasa y sodio
- 1/4 cdta de hojuelas de chile, o al gusto
- 1/4 cdta de salsa picante, o al gusto
- 2 cdas de cáscara de naranja recién rallada
- 1/4 cdta de sal (opcional)
- 1 cdta de maicena

1. Prepare la marinada mezclando todos los ingredientes de la marinada, excepto la carne.
2. Coloque la carne en una bolsa de plástico apta para congelador. Agregue la marinada y revuélvala bien. Refrigere la carne por lo menos 1 hora.
3. Retire la carne del refrigerador por lo menos 30 minutos antes de cocinarla.
4. Caliente el aceite de oliva en una olla pesada tipo Dutch Oven o en un sartén grande con tapa. Dore la carne y retírela del sartén. Sofría la cebolla y el ajo hasta que se ablande la cebolla. Escurra la grasa del sartén. Agregue la carne, el jugo de naranja, y el caldo hasta cubrir la carne.

5. Hierva el líquido y reduzca el fuego. Agregue las hojuelas de chile, la salsa picante, y la cáscara rallada. Ponga la tapa. Mantenga un hervor suave por lo menos durante 1 hora. Pruebe el líquido y agregue la sal, de así desearlo. Agregue la pimienta negra.
6. Mantenga un hervor suave durante otra hora. Saque la carne. Mida por la menos 1 1/2 taza del líquido y hiérvalo hasta que se reduzca a 1 taza aproximadamente.
7. Disuelva la maicena en agua fría y agréguela al líquido caliente. Revuelva la salsa hasta que espese.
8. Corte la carne en rebanadas y sírvalas con 1 cucharada de salsa. Sírvala con papas horneadas y con vegetales frescos. Guarde la salsa a la naranja que sobre para usarla en otra receta.

Intercambios/Opciones

3 Carnes con Bajo Contenido de Grasa • 1 Grasa

Calorías	175
Calorías de la Grasa	70
Grasa Total	8.0 g
Grasa Saturada	2.7 g
Grasa Trans	0.0 g
Colesterol	60 mg
Sodio	110 mg
Carbohidratos	2 g
Fibra Dietética	0 g
Azúcares	1 g
Proteína	21 g

Pork Loin in Orange Sauce

Serves: 4 / Serving size: 1/4 recipe

Marinade
- 1 tsp olive oil
- 1/4 cup white wine
- 1/4 cup orange juice
- 1/2 sliced onion
- 1 garlic clove, crushed
- 1/4 tsp salt
- 1/4 tsp ground black pepper
- 1 tsp fresh orange peel
- 1/4 tsp ground ginger
- 1 lb boneless pork loin

Meat
- 1 tsp olive oil
- 1/2 onion, chopped fine
- 1 garlic clove, crushed
- 1 1/2 cup orange juice
- 3/4 cup chicken broth, low in fat and sodium
- 1/4 tsp chile flakes or to taste
- 1/4 tsp hot sauce or to taste
- 2 Tbsp fresh orange peel
- 1/4 tsp salt (optional)
- 1 tsp cornstarch

1. Prepare the marinade by mixing all the marinade ingredients, except meat.

2. Place meat in a plastic freezer bag. Add the marinade and mix well. Refrigerate the meat for at least 1 hour.

3. Remove meat from the refrigerator at least 30 minutes before cooking.

4. In a dutch oven or large pan with lid, heat the olive oil. Brown the meat and remove from the pan. Sauté the onion and garlic until the onion is soft. Drain the fat from the pan. Add the meat, orange juice, and broth to cover meat.

5. Bring to a boil and lower the heat. Add the chile flakes, hot sauce, and orange peel. Cover. Simmer for at least 1 hour. Taste the liquid and add the salt, if needed. Add the black pepper.

6. Simmer for another hour. Remove the meat. Measure at least 1–1/2 cups liquid and boil until it is reduced to about 1 cup.

7. Dissolve the cornstarch in cold water and add to the hot liquid. Stir until sauce thickens.

8. Slice the meat and serve with 1 tablespoon of sauce. Serve with baked potatoes and fresh vegetables. Save remaining orange sauce for another recipe.

Exchanges/Choices
3 Lean Meat • 1 Fat

Calories	175
Calories from Fat	70
Total Fat	8.0 g
Saturated Fat	2.7 g
Trans Fat	0.0 g
Cholesterol	60 mg
Sodium	110 mg
Total Carbohydrate	2 g
Dietary Fiber	0 g
Sugars	1 g
Protein	21 g

Chuletas en Salsa de Tomate

Puerto Rico

Porciones: 6 / Tamaño de una Porción: 1 chuleta

Esta es la especialidad de mi hermana Claribel. Ella aprendió de nuestra madre, como sazonar la carne. Con el tiempo, perfeccionó su técnica. Sirva con arroz blanco o guineos verdes cocidos.

Adobo
1/2 cebolla mediana
5–6 dientes de ajo, grandes, machacados
1/4 taza aceite de oliva
1/4 taza vinagre
1/4 cdta orégano
1/4 cdta sal
1/3 taza salsa de tomate (jitomate)

Chuletas
6 chuletas de cerdo de 4-oz , deshuesadas
4 cdtas aceite canola, dividida
2 cdtas sofrito (véase la receta en la página 30)
1 taza salsa de tomate
3 hojas de laurel

1. Mezcle todos los ingredientes para el adobo en una bolsa plástica con cierre. Ponga las chuletas en el adobo, y refrigere por lo menos 1 hora.

2. Remueva las chuletas y escurra en papel toalla absorbente. Caliente 2 cdtas de aceite en un sartén mediano a fuego mediano. Dore las chuletas por 2–3 minutos en cada lado.

3. Remueva las chuletas del sartén y ponga a un lado. Agregue 2 cdtas de aceite y sofría el sofrito por 2–3 minutos. Añada la salsa de tomate y las hojas de laurel. Añada las chuletas y deje hervir. Tape, baje a fuego lento, y deje hervir suavemente por 10–15 minutos o hasta que las chuletas esten cocidas.

Intercambios/Opciones
3 Carne con Bajo Contenido de Grasa • 1 1/2 Grasa

Calorías	210
Calorías de la Grasa	115
Grasa Total	13.0 g
Grasa Saturada	3.4 g
Grasa Trans	0.0 g
Colesterol	45 mg
Sodio	290 mg
Carbohidrato	3 g
Fibra Dietética	1 g
Azúcares	2 g
Proteína	19 g

Pork Chops in Tomato Sauce

Puerto Rico

Serves: 6 / Serving size: 1 pork chop

This is my sister Claribel's specialty. She learned how to season the meat from our mother, and in time perfected the technique. Try serving these pork chops with white rice and boiled green bananas.

Marinade
1/2 medium onion, peeled and chopped
5–6 large garlic cloves, minced
1/4 cup olive oil
1/4 cup vinegar
1/4 tsp oregano
1/4 tsp salt
1/3 cup tomato sauce

Chops
6 4-oz boneless pork chops
4 tsp canola oil, divided
2 tsp sofrito (see recipe, page 31)
1 cup tomato sauce
3 bay leaves

1. Combine marinade ingredients in a zippered plastic bag. Add pork chops and marinate in the refrigerator for at least 1 hour.

2. Remove chops from marinade and pat meat dry with paper towels. Heat 2 tsp oil in medium skillet over medium-high heat. Brown chops for 2–3 minutes on each side.

3. Remove chops from skillet and set aside. Add 2 tsp oil and sauté sofrito 2–3 minutes. Stir in tomato sauce and bay leaves. Add chops and bring mixture to a boil. Cover, reduce heat, and simmer for 10–15 minutes or until chops are done.

Exchanges/Choices
3 Lean Meat • 1 1/2 Fat

Calories	210
Calories from Fat	115
Total Fat	13.0 g
Saturated Fat	3.4 g
Trans Fat	0.0 g
Cholesterol	45 mg
Sodium	290 mg
Total Carbohydrate	3 g
Dietary Fiber	1 g
Sugars	2 g
Protein	19 g

Pechugas con Chipotle

México

Porciones: 4 / Tamaño de una Porción: 1/2 de una pechuga entera

Los chiles chipotles le dan a esta receta su sabor distinctivo, pero usted puede usar cualquier otro chile si desea.

- 1 cda mostaza preparada
- 1/4 cdta sal
- 1/4 cdta pimienta negra
- 4 pechugas de pollo de 4 oz cada una, deshuesadas, sin piel
- 1 cda de aceite oliva, dividida
- 1 taza champiñones (hongos, setas), rebanadas
- 1/2 taza crema, half-and-half
- 3/4 taza caldo de pollo, bajo en grasa y sodio
- 2–3 chiles chipotles o a gusto, sin semillas y picados finos
- 2 dientes de ajo, bien picaditos
- 4 rebanadas tomate (jitomate)
- 2 tazas arroz blanco cocido

1. Mezcle la mostaza, sal, y pimienta y vierta sobre las pechugas de pollo. Refrigere el pollo por lo menos 1 hora.

2. Caliente 1/2 cda de aceite en un sartén grande a fuego mediano alto y sofría los champiñones por 4–5 minutos, revolviendo constantemente. Remueva los champiñones del sartén y conserve calientes. Caliente la 1/2 cda de aceite restante, añada el pollo, y dore por 15–20 minutos, virando una vez.

3. Mientras tanto, combine la crema y el caldo en una cacerola pequeña, a fuego mediano bajo. Añada los chiles y el ajo y deje hervir suavemente. Cocine, revolviendo constantemente, por unos 10 minutos o hasta que la mezcla espese un poco. Heche la mezcla en una licuadora y licúe hasta que esté cremosa.

4. En un plato grande de servir se colocan las pechugas doradas, se bañan con la salsa, se cubren con los champiñones, y se sirven sobre las rebanadas de tomate y el arroz.

Intercambios/Opciones
1 1/2 Almidón • 1 Vegetal • 3 Carne con Bajo Contenido de Grasa • 1 Grasa

Calorías	325
Calorías de la Grasa	90
Grasa Total	10.0 g
Grasa Saturada	3.5 g
Grasa Trans	0.0 g
Colesterol	80 mg
Sodio	280 mg
Carbohidrato	28 g
Fibra Dietética	1 g
Azúcares	2 g
Proteína	29 g

Sancocho de la Costa página 110
Coastal Sancocho page 111

Empanadas Argentinas página 178
Classic Argentinean Empanadas page 179

Sopa de Frijoles Negros página 112
Traditional Black Bean Soup page 113

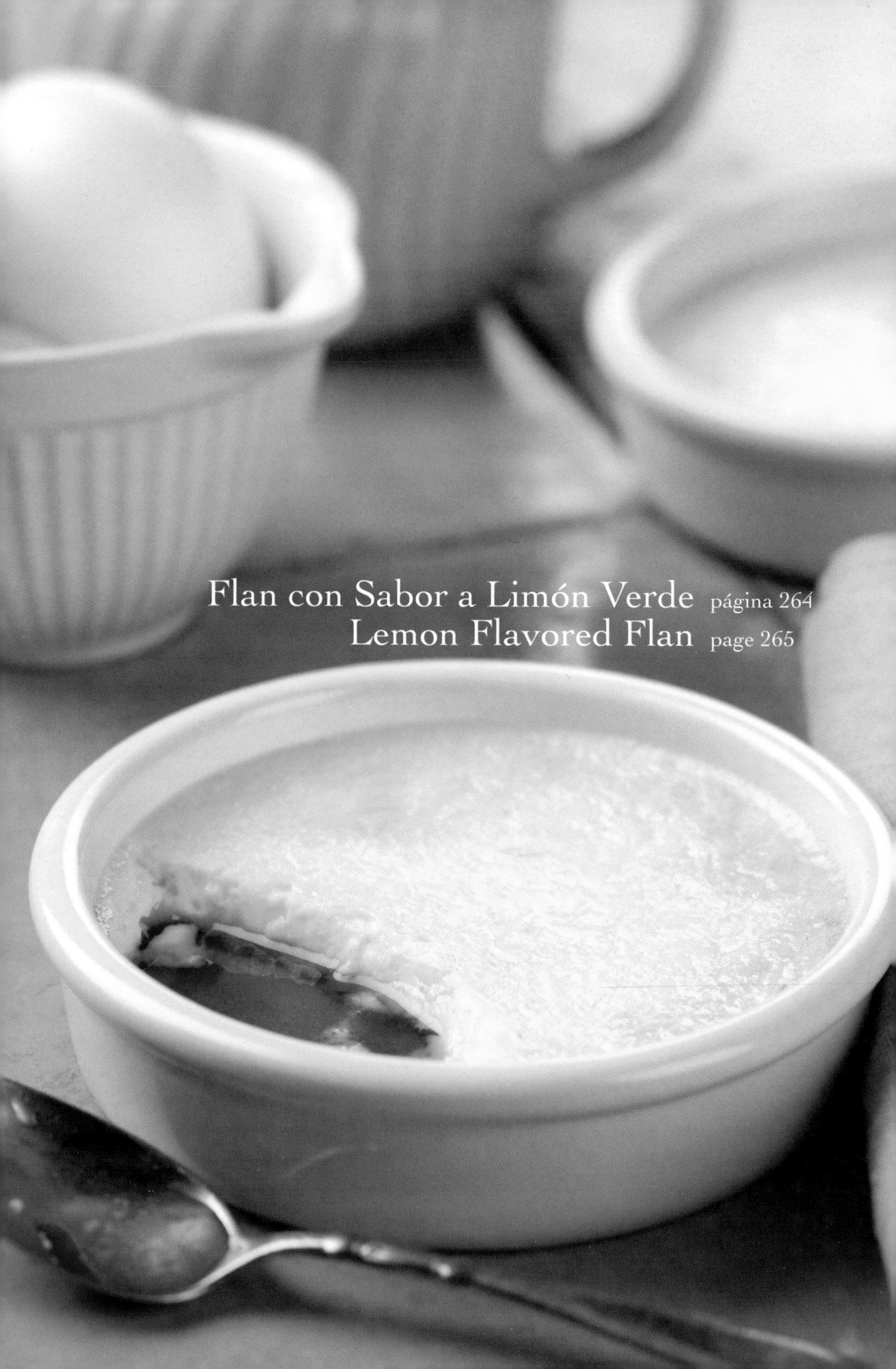

Flan con Sabor a Limón Verde página 264
Lemon Flavored Flan page 265

Churrascos Criollos página 130
Creole Beef Steak page 131

Batido de
Fruta con Yogur página 8
Fruit Yogurt Shake page 9

nsalada de Pimiento Dulce, Cebolla, & Tomate página 64
Sweet Pepper, Onion, & Tomato Salad page 65

Pimientos Dulces Rellenos con Carne página 136
Stuffed Peppers page 137

Chicken Breast with Chipotles

Mexico

Serves: 4 / Serving size: 1/4 recipe

Chipotle chiles give this recipe its distinctive flavor, but you can use another kind of chile if you wish.

    1 Tbsp prepared mustard
    1/4 tsp salt
    1/4 tsp black pepper
    4 4-oz boneless, skinless chicken breast halves
    1 Tbsp olive oil, divided
    1 cup sliced mushrooms
    1/2 cup half-and-half
    3/4 cup low-fat, low-sodium chicken broth
    2–3 chopped, seeded chipotle chiles, or to taste
    2 garlic cloves, minced
    4 tomato slices
    2 cups cooked white rice

1. Mix mustard, salt, and pepper and spread over chicken breasts. Refrigerate chicken for at least 1 hour.

2. Heat 1/2 Tbsp oil in a large skillet over medium-high heat and sauté mushrooms for 4–5 minutes, stirring constantly. Remove mushrooms from skillet and keep warm. Heat remaining 1/2 Tbsp oil, add chicken, and brown for 15–20 minutes, turning once.

3. Meanwhile, combine half-and-half and broth in small saucepan over medium-low heat. Add chiles and garlic and bring to a simmer. Cook for 10 minutes or until mixture thickens slightly, stirring constantly. Place mixture in blender and blend until smooth.

4. Place chicken on a serving platter, pour sauce over chicken, top with mushrooms, and serve over tomato slices and rice.

Exchanges/Choices

1 1/2 Starch • 1 Vegetable • 3 Lean Meat • 1 Fat

Calories	325
Calories from Fat	90
Total Fat	10.0 g
Saturated Fat	3.5 g
Trans Fat	0.0 g
Cholesterol	80 mg
Sodium	280 mg
Total Carbohydrate	28 g
Dietary Fiber	1 g
Sugars	2 g
Protein	29 g

Hallacas de Pollo

Venezuela

Porciones: 8 / Tamaño de la porción: 4 hallacas

Las hallacas se parecen a los tamales pero vienen envueltas en hojas de plátano en vez de en hojas de maíz. En Puerto Rico reciben el nombre de hayacas y se preparan en ocasiones especiales junto con pasteles preparados con masa de plátano verde. Son deliciosas, ¡pero toma tiempo prepararlas!

Relleno de pollo
    2 cdtas de aceite de canola o de oliva
    3 dientes de ajo, bien picaditos
    1 cebolla mediana, pelada y picada en trocitos finos
    3 lb de pollo deshuesado, cortado en pedazos
    3 tomates (jitomates) frescos, cortados en trozos
    1 chile o pimiento rojo mediano, sin semillas
    1 chile o pimiento verde mediano, sin semillas
    1/2 taza de zanahorias peladas y cortadas en cubitos
    1/2 cdta de paprika
    1/2–1 cdta de chile en polvo
    1–1 1/2 taza de caldo de pollo bajo en grasa y sodio, casero o de lata
    1/4 taza de vino blanco

Masa
    3 tazas de masa de harina de maíz precocida, amarilla o blanca (masarepa)
    2 1/2 tazas de caldo (preparado al cocinar el pollo)
    1/2 cdta de aceite de canola
    1/8 cdta de achiote (Bijol) en polvo
    1/4 cdta de sal

Hojas de plátano
    2 pimientos morrones estilo español, cortados en tiras
    1 cebolla pequeña, pelada y cortada en rebanadas finas
    1/2 taza de garbanzos de lata, enjuagados y escurridos
    2 cdas de uvas pasas (pasitas)
    1 cda de alcaparras, enjuagadas y escurridas

Relleno de pollo
1. Caliente el aceite en una cacerola grande a fuego medio-alto. Sofría el ajo y la cebolla 3 minutos. Agregue el pollo y sofríalo 5 minutos.
2. Utilice la licuadora o el procesador de alimentos para hacer puré los tomates y los pimientos.

3. Agregue el puré a la cacerola junto con el resto de los ingredientes del relleno, excepto el vino. Revuelva el relleno, ponga la tapa, reduzca el fuego un poco y cocínelo 20 minutos. Agregue el vino y cocínelo 10 minutos.

4. Retire el pollo del caldo de cocción y desmenúcelo. Reserve el caldo.

Masa

1. Combine en un tazón grande el resto de los ingredientes para la masa.

2. Mezcle y trabaje la masa hasta que se suavice y adquiera una consistencia que permita extenderla. En caso de hacer falta, agregue más caldo al trabajarla.

Hojas de plátano

1. Caliente el horno a 350°F. Corte las hojas en 32 cuadritos de 4x4 pulgadas. Límpielos con una toalla húmeda.

2. Ase las hojas en el horno sobre una bandeja para galletas de 4 a 5 minutos o hasta que se suavicen un poco. Retírelas del horno y déjelas enfriar unos cuantos minutos.

Hallacas

1. Coloque un cuadrito de hoja de plátano sobre un mostrador limpio. Rocíelo con 1/2 cda de caldo de pollo (el que sobre al preparar la carne)

2. Coloque 2 cdas de masa en el centro de la hoja y, a continuación, extienda la masa para formar un rectángulo de 2 × 2.

3. Coloque sobre la masa una cucharada colmada de relleno de pollo. A continuación, póngale cualquier combinación de los ingredientes restantes como, por ejemplo, 1 tira de pimiento con 1 rebanada de cebolla y de 2 a 3 uvas pasas. Use los ingredientes adicionales combinándolos como lo desee.

4. Doble la hoja de plátano como si estuviera envolviendo un regalo. Asegúrese de que quede bien cerrado. Sujete el paquete utilizando cordones o pedazos de hoja de plátano (que se desgarra fácilmente a lo largo de su estriación natural). Repita el procedimiento hasta agotar toda la masa.

5. Cocine las hallacas al vapor de 45 minutos a 1 hora sobre el agua hirviendo de una vaporera de bambú. Voltéelas después de 30 minutos para asegurarse de que se cocinen de forma pareja. Retírelas del agua y escúrralas.

Intercambios/Opciones
3 1/2 Almidón • 2 Vegetal • 2 Carne con Bajo Contenido de Grasa

Calorías	400
Calorías de la Grasa	55
Grasa Total	6.0 g
Grasa Saturada	1.5 g
Grasa Trans	0.0 g
Colesterol	50 mg
Sodio	230 mg
Carbohidrato	65 g
Fibra Dietética	3 g
Azúcares	7 g
Proteína	23 g

Chicken Hallacas

Venezuela

Serves: 8 / Serving size: 4 hallacas

Hallacas are like tamales, but are wrapped with banana leaves instead of corn husks. Called hayacas in Puerto Rico, they are made for special occasions along with pasteles made with green banana puree. They are delicious, but take some time to prepare!

Chicken Filling
      2 tsp canola or olive oil
      3 garlic cloves, minced
      1 medium onion, peeled and finely chopped
      3 lb skinless chicken, cut in pieces
      3 fresh tomatoes, cut into chunks
      1 medium red bell pepper, seeded
      1 medium green bell pepper, seeded
  1/2 cup peeled, diced carrots
  1/2 tsp paprika
1/2–1 tsp chile powder
1–1 1/2 cups low-fat, low-sodium chicken broth, homemade or canned
  1/4 cup white wine

Dough
      3 cups precooked corn flour (masarepa), yellow or white
  2 1/2 cups broth (from cooking the chicken)
  1/2 tsp canola oil
  1/8 tsp annatto powder
  1/4 tsp salt

Banana Leaves
      2 Spanish style pimientos, cut into strips
      1 small onion, peeled and thinly sliced
  1/2 cup canned garbanzo beans, rinsed and drained
      2 Tbsp raisins
      1 Tbsp capers, rinsed and drained

Chicken Filling

1. Heat oil in a large saucepan over medium-high heat. Sauté garlic and onion for 3 minutes. Add chicken and sauté for 5 minutes.
2. In a blender or food processor, pureé tomatoes and peppers.
3. Add the pureé to the skillet along with the remaining filling ingredients, except wine. Stir, cover, lower heat slightly, and cook for 20 minutes. Add wine and cook 10 minutes.
4. Remove meat from cooking broth and shred. Reserve broth.

Dough

1. In a large bowl, combine all dough ingredients.
2. Mix and knead dough until it is soft and of a spreadable consistency. As you work the dough, add more broth if needed.

Banana Leaves

1. Heat oven to 350°F. Cut leaves into 32 4 × 4-inch squares. Clean with a moist towel.
2. Roast leaves in oven on a cookie sheet for 4–5 minutes or until softened slightly. Remove and allow to cool for a few minutes.

Hallacas

1. Place a banana leaf on a clean counter. Sprinkle 1/2 tablespoon chicken broth (left over from preparing the meat).
2. Place 2 tablespoons dough on leaf center, then spread dough into a 2 × 2 rectangle.
3. On top of the dough, place a heaping table-spoon of chicken filling. Then, place any combination of the remaining ingredients, such as 1 pimiento strip with an onion slice and 2–3 raisins. Use additional ingredients in any combination you like.
4. Fold the banana leaf as if wrapping a gift. Make sure that it seals well. Use string or pieces of banana leaf (they tear easily along natural striations) to secure the packet. Repeat procedure until all dough is used.
5. Steam in a bamboo steamer over boiling water for 45 minutes to 1 hour. Turn hallacas after 30 minutes to ensure even cooking. Remove from water and drain.

Exchanges/Choices
3 1/2 Starch • 2 Vegetable • 2 Lean Meat

Calories	400
Calories from Fat	55
Total Fat	6.0 g
Saturated Fat	1.5 g
Trans Fat	0.0 g
Cholesterol	50 mg
Sodium	230 mg
Total Carbohydrate	65 g
Dietary Fiber	3 g
Sugars	7 g
Protein	23 g

Pollo en Salsa Pipián (Salsa de Semillas de Ajonjolí y Calabaza)

Porciones: 4 / Tamaño de la porción: 1/4 de la receta

Esta es una sabrosa combinación de especias, semillas de ajonjolí, cacahuates, chiles, y tomates que combinan bien con el pollo.

Pollo

1	pechuga de pollo, sin piel
2 1/2–3	tazas de caldo de pollo, bajo en grasa y sodio
1/2	cebolla picada
1	diente de ajo, bien picadito
1	manojo de cilantro fresco
1	clavo de olor entero
	granos de pimienta negra, al gusto
	semillas de cilantro, al gusto

Salsa

1	chile pasilla, o al gusto
2	chiles anchos, o al gusto
1/2	taza de semillas de calabaza
1	cda de semillas de ajonjolí (sésamo)
1/4	taza de cacahuates (maníes) sin cáscara, o 1/4 taza de mantequilla de cacahuate baja en grasa
1/4	cdta de canela
1/4	cdta de comino en polvo
1	clavo de olor entero
2–3	granos de pimienta negra, o al gusto
1/4	cdta de sal
1	cdta de aceite de oliva
3/4–1	taza de tomates (jitomate) rostizados

Pollo

1. Cocine el pollo a fuego lento con todos sus ingredientes durante 40 minutos aproximadamente o hasta que esté cocido. Prepare la salsa mientras tanto.

2. Retire la carne y cuele el caldo. Desmenuce la carne y manténgala caliente.

Salsa

1. Caliente los chiles en un sartén mediano. Deles vuelta para evitar que se quemen. Déjelos enfriar sobre toallas de papel.

2. Quíteles los cabitos, ábralos y retire las semillas y las venas mientras estén todavía calientes. Corte en varios pedazos. Reserve algunas semillas para ajustar el sabor (lo picante).

3. Cubra los chiles con agua caliente y remójelos de 20 a 30 minutos. Mientras tanto, tueste por separado las semillas de calabaza, las de ajonjolí y los cacahuates en un sartén mediano.

4. Utilice el procesador de alimentos o la licuadora para picar las semillas y los cacahuates en trocitos finos.

5. Escurra los chiles y mézclelos con las semillas de calabaza, ajonjolí, y los cacahuates. Agregue las especias y las semillas de chile, al gusto.

6. Agregue el caldo poco a poco y procéselo hasta que adquiera una consistencia de salsa espesa.

7. Para terminar de preparar la salsa, caliente el aceite de oliva y agréguele los tomates, la salsa de chile, semillas y la sal, en caso de hacer falta. Cocínela de 15 a 20 minutos. Agregue el pollo ya desmenuzado y cocínelo de 15 a 20 minutos más. Sírvalo con arroz o con tortillas calientes.

Intercambios/Opciones
2 Vegetal • 3 Carne con Bajo Contenido de Grasa • 2 Grasa

Calorías	265
Calorías de la Grasa	145
Grasa Total	16.0 g
Grasa Saturada	2.8 g
Grasa Trans	0.0 g
Colesterol	40 mg
Sodio	245 mg
Carbohidrato	11 g
Fibra Dietética	3 g
Azúcares	3 g
Proteína	23 g

Chicken in Pipián
(Sesame and Pumpkin Seed) Sauce

Serves: 4 / Serving size: 1/4 recipe

This is a savory combination of spices, sesame seeds, peanuts, peppers, and tomatoes that goes well with chicken.

Chicken

        1 chicken breast, without skin
2 1/2–3 cups chicken broth, low in fat and sodium
    1/2 chopped onion
        1 garlic clove, minced
        1 stack fresh cilantro
        1 whole clove
          black peppercorns, to taste
          cilantro seeds, to taste

Sauce

        1 pasilla chile, or to taste
        2 ancho chiles, or to taste
    1/2 cup pumpkin seeds
        1 Tbsp sesame seeds
    1/4 cup shelled peanuts, or 1/4 cup low-fat peanut butter
    1/4 tsp cinnamon
    1/4 tsp ground cumin
        1 whole clove
      2–3 black peppercorns, or to taste
    1/4 tsp salt
        1 tsp olive oil
  3/4–1 cup roasted tomatoes

Chicken

1. Cook chicken on low heat with all the chicken ingredients for about 40 minutes or until the meat is cooked. Meanwhile, prepare the sauce.

2. Remove the meat and strain the broth. Shred the meat and keep warm.

Sauce

1. Heat the chiles in a medium skillet. Turn to prevent them from burning. Cool over a paper towel.

2. While the chiles are warm, remove the stalks, split open and remove the seeds and vein. Cut into several pieces. Save some seeds to adjust the flavor (heat).

3. Cover the chiles with hot water and soak for 20–30 minutes. Meanwhile, individually roast the pumpkin seeds, sesame seeds, and peanuts in a medium skillet.

4. Using a food processor or blender, chop the seeds and peanuts until fine.

5. Drain the chiles and blend with the pumpkin seeds, sesame seeds, and peanuts. Add the spices and the chile seeds, to taste.

6. Add broth slowly and process until it reaches a thick sauce consistency.

7. To complete the sauce, heat the olive oil and add the tomatoes, chile/seed sauce, and salt, if needed. Cook for 15–20 minutes. Add the shredded chicken and cook for an additional 15–20 minutes. Serve with rice or warm tortillas.

Exchanges/Choices
2 Vegetable • 3 Lean Meat • 2 Fat

Calories	265
Calories from Fat	145
Total Fat	16.0 g
Saturated Fat	2.8 g
Trans Fat	0.0 g
Cholesterol	40 mg
Sodium	245 mg
Total Carbohydrate	11 g
Dietary Fiber	3 g
Sugars	3 g
Protein	23 g

Pollo en Salsa Verde

Porciones: 3 / Tamaño de la porción: 1/3 de la receta

Pollo

1 lb de pechuga de pollo, con hueso, sin piel
2–3 tazas de caldo de pollo, bajo en grasa y sodio
1/2 cebolla, cortada en dos
1 diente de ajo, pelado, entero
1/2 taza de tomate (jitomate) rostizado, triturado
1/4 cdta de sal

Salsa

2 cdas de semillas de ajonjolí (sésamo)
2 cdas de semillas de calabaza (zapallo)
1/2 pimiento dulce verde o chiles picantes, al gusto
1/2 taza de cilantro
1/2 taza de cebolla, cortada en pedazos grandes
1/4 taza de tomatillos, pelados, picados en pedazos grandes
1 cdta de maicena o tortilla de maíz remojada en agua

1. Cubra el pollo con el caldo y agregue la cebolla, el ajo, el tomate y la sal. Cocínelos a fuego medio durante 45 minutos. Retire el pollo y cuele el caldo. Deje enfriar el pollo. Desmenúcelo.

2. Tueste por separado las semillas de ajonjolí y las de calabaza utilizando un comal o un sartén calientes. Tostarlas tomará de 8 a 10 minutos.

3. Utilice la licuadora o el procesador de alimentos para hacer puré las semillas de pimienta, el cilantro, la cebolla, los tomatillos, y 1 taza de caldo de pollo. Si va a usar la tortilla de maíz, agréguela a esta mezcla.

4. Ponga el pollo en una sartén pequeña y agregue 1 1/2 taza de caldo de pollo y la salsa de tomatillos. Hágalos hervir y mantenga un hervor a fuego bajo durante 20 minutos aproximadamente.

5. Si va a usar la maicena para espesar la mezcla, disuélvala con una cantidad pequeña de agua fría. Agréguela a la mezcla caliente de pollo con tomatillo. Cocine la mezcla a fuego lento o hasta que espese.

6. Sirva el pollo con arroz.

Intercambios/Opciones

2 Vegetal • 4 Carne con Bajo Contenido de Grasa • 1/2 Grasa

Calorías	235
Calorías de la Grasa	80
Grasa Total	9.0 g
Grasa Saturada	1.9 g
Grasa Trans	0.0 g
Colesterol	70 mg
Sodio	335 mg
Carbohidrato	9 g
Fibra Dietética	2 g
Azúcares	3 g
Proteína	30 g

Chicken with Green Sauce

Serves: 3 / Serving size: 1/3 recipe

Chicken
- 1 lb chicken breast, with bone, without skin
- 2–3 cups chicken broth, low in fat and sodium
- 1/2 onion, cut into two pieces
- 1 garlic clove, peeled, whole
- 1/2 cup roasted tomato, crushed
- 1/4 tsp salt

Sauce
- 2 Tbsp sesame seeds
- 2 Tbsp pumpkin seeds
- 1/2 green pepper or hot chiles, to taste
- 1/2 cup cilantro
- 1/2 cup onion cut into large pieces
- 1/4 cup tomatillos, peeled, chopped in large pieces
- 1 tsp cornstarch or corn tortilla soaked in water

1. Cover chicken with broth and add the onion, garlic, tomato, and salt. Cook at medium heat for 45 minutes. Remove the chicken and strain the broth. Allow chicken to cool. Shred.

2. Roast the sesame and pumpkin seeds individually using a hot comal or skillet. This will take 8–10 minutes.

3. In a blender or food processor, purée the seeds with the pepper, cilantro, onion, tomatillos, and 1 cup of chicken broth. If you use the corn tortillas, add them to this mixture.

4. Return chicken to a small pan and add 1 1/2 cups chicken broth and the tomatillo sauce. Bring to a boil and simmer at low heat for about 20 minutes.

5. If you use cornstarch as a thickener, dissolve the cornstarch in a small amount of cold water. Add to the hot chicken/tomatillo mix. Cook at low heat until thickened.

6. Serve with rice.

Exchanges/Choices
2 Vegetable • 4 Lean Meat •
1/2 Fat

Calories	235
Calories from Fat	80
Total Fat	9.0 g
Saturated Fat	1.9 g
Trans Fat	0.0 g
Cholesterol	70 mg
Sodium	335 mg
Total Carbohydrate	9 g
Dietary Fiber	2 g
Sugars	3 g
Protein	30 g

Albóndigas con Chipotle

Porciones: 12 / Tamaño de la porción: 1/12 de la receta

Albóndigas

- 1 chile chipotle en adobo, o al gusto
- 1/2 cdta del adobo del chile en adobo, o al gusto
- 1/2 lb de carne molida de res con muy poca grasa (4% grasa)
- 1/2 lb de carne molida de pavo con poca grasa (4% grasa)
- 1/4 taza de galleta molida
- 1/4 taza de cebolla picada
- 1/8 cdta de comino seco
- 1/8 cdta de cilantro seco
- 1/2 cdta de orégano seco
- 1/4 cdta de sal
- 1 huevo batido

Salsa

- 1 taza de tomates (jitomates) rostizados
- 1 diente de ajo, pelado
- 1/2 cdta de comino seco
- 1/2 chile chipotle en adobo
- 1/2 cdta del adobo del chile en adobo, o al gusto
- 1/2 cdta de aceite de oliva

Albóndigas

1. Mezcle todos los ingredientes para de las albóndigas. Utilice 1 cucharada de carne para formar cada una de las albóndigas. En éste momento, puede continuar el proceso o congelar las albóndigas.

2. Hornéelas a 350°F por 30 minutos. (Hornéelas 45 minutos si están congeladas.)

Salsa

1. Utilice la licuadora o el procesador de alimentos para hacer puré todos los ingredientes de la salsa, excepto el aceite de oliva.

2. Caliente el aceite de oliva en un sartén y agregue el puré. Cocínelo a fuego medio durante 20 minutos.

3. Agregue las albóndigas y caliente la salsa durante 15 minutos. Sírvalas con tortillas de maíz calientes.

Intercambios/Opciones

1 Carne con Medio Contenido de Grasa

Calorías	75
Calorías de la Grasa	25
Grasa Total	3.0 g
Grasa Saturada	0.9 g
Grasa Trans	0.1 g
Colesterol	40 mg
Sodio	90 mg
Carbohidrato	3 g
Fibra Dietética	0 g
Azúcares	1 g
Proteína	9 g

Chipotle Meatballs

Serves: 12 / Serving size: 1/12 recipe

Meatballs
    1 chipotle chile in adobo sauce, or to taste
    1/2 tsp sauce from chipotle in adobo or to taste
    1/2 lb extra lean (4% fat) ground beef
    1/2 lb lean (4% fat) ground turkey
    1/4 cup cracker meal
    1/4 cup chopped onion
    1/8 tsp dried cumin
    1/8 tsp dried cilantro
    1/2 tsp dried oregano
    1/4 tsp salt
    1 beaten egg

Sauce
    1 cup roasted tomatoes
    1 garlic clove, peeled
    1/2 tsp dried cumin
    1/2 chipotle chile in adobo
    1/2 tsp sauce from chipotle in adobo or to taste
    1/2 tsp olive oil

Meatballs
1. Mix all meatball ingredients. Use 1 tablespoon meat for each meatball and shape. At this point, you can continue with the process or freeze the meatballs.
2. Bake at 350°F for 30 minutes. (If frozen, bake for 45 minutes).

Sauce
1. In a blender or food processor purée all ingredients for the sauce, except the olive oil.
2. Heat olive oil in a pan and add the puréed sauce. Cook at moderate heat for 20 minutes.
3. Add the meatballs and heat in the sauce for 15 minutes. Serve with warm corn tortillas.

Exchanges/Choices
1 Med-Fat Meat

Calories	75
Calories from Fat	25
Total Fat	3.0 g
Saturated Fat	0.9 g
Trans Fat	0.1 g
Cholesterol	40 mg
Sodium	90 mg
Total Carbohydrate	3 g
Dietary Fiber	0 g
Sugars	1 g
Protein	9 g

Tacos de Pescado

Porciones: 4 / Tamaño de la porción: 1 taco

Adobo (Condimento)

    1 cda de jugo de lima (limón verde)
    1 cda de aceite de oliva
1/2 cdta de jengibre en polvo
3-4 gotas de salsa picante
1/4 cdta de hojuelas de chile
1/4 cdta de sal

    1 lb de filetes de pescado de carne blanca
1/4 taza de mayonesa sin grasa
1/4 taza de crema agria sin grasa
    4 tortillas de 6 pulgadas
    1 taza de repollo (col)
      Aros de Cebolla Encurtida (página 162)

1. Mezcle todos los ingredientes del adobo. Corte el pescado en 4 porciones. Distribuya el adobo de forma pareja sobre los filetes. Refrigérelos por lo menos 1 hora.

2. Cocine el pescado en un sartén antiadherente o en una plancha caliente con una cucharadita de aceite de oliva.

3. Prepare la salsa de mayonesa y crema agria.

4. Sirva los tacos con tortillas de maíz calientes. Póngales el repollo y las cebollas. Complételas con 1 cucharadita de la salsa de mayonesa y de crema agria. Reserve la salsa que sobre.

Intercambios/Opciones

1 Almidón • 3 Carne con Bajo Contenido de Grasa • 1 Grasa

Calorías	265
Calorías de la Grasa	100
Grasa Total	11.0 g
Grasa Saturada	1.7 g
Grasa Trans	0.0 g
Colesterol	70 mg
Sodio	245 mg
Carbohidrato	16 g
Fibra Dietética	3 g
Azúcares	3 g
Proteína	25 g

Fish Tacos

Serves: 4 / Serving size: 1 taco

Adobo (seasoning)
>   1 Tbsp lime juice
>   1 Tbsp olive oil
>   1/2 tsp ground ginger
>   3–4 drops hot sauce
>   1/4 tsp chile flakes
>   1/4 tsp salt

>   1 lb white fish fillets
>   1/4 cup fat-free mayonnaise
>   1/4 cup fat-free sour cream
>   4 6-inch corn tortillas
>   1 cup cabbage
>   Pickled Onion Rings (page 164)

1. Mix all the adobo ingredients. Cut fish into 4 portions. Distribute the adobo evenly on the fillets. Refrigerate for at least 1 hour.

2. Cook fish in a non-stick skillet or on a hot grill with 1 tsp olive oil.

3. Prepare the mayonnaise and sour cream sauce.

4. Serve with warm corn tortillas. Top with the cabbage and onions. Finish with 1 teaspoon of mayonnaise and sour cream sauce. Save remaining sauce.

Exchanges/Choices
1 Starch • 3 Lean Meat • 1 Fat

Calories	265
Calories from Fat	100
Total Fat	11.0 g
Saturated Fat	1.7 g
Trans Fat	0.0 g
Cholesterol	70 mg
Sodium	245 mg
Total Carbohydrate	16 g
Dietary Fiber	3 g
Sugars	3 g
Protein	25 g

Pollo a la Parrilla

Porciones: 5 / Tamaño de la porción: 1/5 de la receta

1 pulgada de raíz de jengibre, pelada y cortada en rebanadas
1 taza de jugo de toronja fresco
1/2 taza de jugo de naranja fresco
1/4 taza de jugo de limón fresco
1 cdta de miel
1/2 cdta humo líquido (opcional)
1 diente de ajo, machacado
1/4 cebolla, cortada en rebanadas en forma de media luna
1/4 cdta de sal
2 lb de pechuga de pollo, con hueso, sin piel

1. Hierva las rebanadas de jengibre en 1/2 taza de agua de 3 a 5 minutos. Deseche el jengibre.

2. Mezcle todos los ingredientes, excepto el pollo. Agregue el agua de jengibre. Colóquelos en un recipiente de vidrio o en una bolsa de plástico apta para congelador. Agregue el pollo y déjelo marinar por lo menos 30 minutos.

3. Retire el pollo y colóquelo en una plancha caliente. Cocínelo de forma pareja a fuego medio. Deshágase de la marinada.

4. La temperatura interna del pollo debe alcanzar los 180°F. El tiempo de cocción es de aproximadamente unos 10 a 15 minotos por lado.

5. Corte el pollo en pedazos para servir y acompáñelo con ensalada de papas y con vegetales frescos.

Intercambios/Opciones
4 Carne de Bajo Contenido de Grasa

Calorías 165
  Calorías de la Grasa .. 30
Grasa Total .... 3.5 g
  Grasa Saturada .... 1.0 g
  Grasa Trans .... 0.0 g
Colesterol .... 80 mg
Sodio .... 85 mg
Carbohidrato .... 1 g
  Fibra Dietética .... 0 g
  Azúcares .... 1 g
Proteína .... 30 g

Grilled Chicken

Serves: 5 / Serving size: 1/5 recipe

> 1-inch ginger root, peeled and sliced
> 1 cup fresh grapefruit juice
> 1/2 cup fresh orange juice
> 1/4 cup fresh lemon juice
> 1 tsp honey
> 1/2 tsp liquid smoke (optional)
> 1 garlic clove, crushed
> 1/4 onion, cut into half-moon slices
> 1/4 tsp salt
> 2 lb chicken breast, bone-in, without skin

1. Boil the sliced ginger in 1/2 cup water for 3–5 minutes. Discard the ginger.
2. Mix all ingredients, except the chicken. Add ginger water. Place in a glass container or plastic freezer bag. Add the chicken and marinade at least 30 minutes.
3. Remove the chicken and place on a hot grill. Cook evenly at moderate heat. Discard marinade.
4. Internal temperature of the chicken should reach 180°F. Cooking time will be approximately 10–15 minutes per side.
5. Cut chicken into serving pieces and serve with potato salad and fresh vegetables.

Exchanges/Choices
4 Lean Meat

Calories	165
Calories from Fat	30
Total Fat	3.5 g
Saturated Fat	1.0 g
Trans Fat	0.0 g
Cholesterol	80 mg
Sodium	85 mg
Total Carbohydrate	1 g
Dietary Fiber	0 g
Sugars	1 g
Protein	30 g

Hamburguesas

Porciones: 3 / Tamaño de la porción: 1 hamburguesa

- 1/2 lb de carne molida de res con poca grasa (4% grasa)
- 1/4 lb de carne molida de pavo con poca grasa
- 1/4 taza de cebolla, picada en trocitos finos
- 1 diente de ajo, picado en trocitos finos
- 1 cdta de orégano seco
- 1 cdta de albahaca seca
- 1/4 cdta de comino en polvo
- 1/4 cdta de sal
- 1/2 jalapeño o 1/2 pimiento rojo, o al gusto
- 2 cdas de galleta molida
- 1 huevo, batido

Salsa

- 3 cdas de mayonesa sin grasa
- 1 cdta de salsa cátsup (kétchup)
- 1 cdta de mostaza preparada

Opcional

- repollo, desmenuzado en trocitos finos y lavado con agua hirviendo
- Aros de Cebolla Encurtida (más adelante)
- rebanadas de tomate (jitomate)

Aros de Cebolla Encurtida

- 1 cebolla mediana, en rebanadas finas
- agua hirviendo
- 1/2 taza de vinagre (blanco o de manzana)
- 1/2 taza de agua fría

1. Remoje la cebolla en agua hirviendo durante 1 minuto aproximadamente. Escúrrala.

2. Coloque la cebolla en un recipiente de vidrio y agregue el vinagre y el agua. Déjela reposar por lo menos 30 minutos. Revuélvala una o dos veces. Utilícela de inmediato con las hamburguesas o con los tacos de pescado. Manténga en el refrigerador de 2 a 3 días.

1. Mezcle todos los ingredientes de la hamburguesa, excepto el huevo. Agregue el huevo una vez se distribuyan de forma pareja todos los ingredientes.

2. Divida la mezcea para hamburguesa en 3 porciones de igual tamaño. Forme las tortitas. Si no va a utilizar todas las porciones, congele las que sobren para otra ocasión.

3. Las hamburguesas las puede cocinar afuera en la parrilla, en la cocina en un grill (parrilla) eléctrico, o en un sartén. Use aceite vegetal en aerosol para evitar que se peguen.

4. Cocine las hamburguesas unos 15 minutos o hasta que la temperatura interne alcance los 160°F.

5. Prepare la salsa en lo que se cocinan las hamburguesas. Mezcle todos los ingredientes.

6. Esparza 1 cdta de salsa sobre la hamburguesa. Agregue el repollo y/o los Aros de Cebolla Encurtida y una rebanada de tomate. Guarde la salsa que sobre para otra ocasión.

Intercambios/Opciones
1/2 Carbohidrato • 4 Carne con Bajo Contenido de Grasa

Calorías	210
Calorías de la Grasa	70
Grasa Total	8.0 g
Grasa Saturada	2.7 g
Grasa Trans	0.2 g
Colesterol	140 mg
Sodio	340 mg
Carbohidrato	8 g
Fibra Dietética	1 g
Azúcares	2 g
Proteína	26 g

Hamburgers

Serves: 3 / Serving size: 1 hamburger

    1/2 lb lean (4% fat) ground beef,
    1/4 lb lean ground turkey
    1/4 cup onion, chopped fine
        1 garlic clove, chopped fine
        1 tsp dried oregano
        1 tsp dried basil
    1/4 tsp ground cumin
    1/4 tsp salt
    1/2 red jalapeño or sweet pepper, or to taste
        2 Tbsp cracker meal
        1 egg, beaten

Sauce
        3 Tbsp fat-free mayonnaise
        1 tsp ketchup
        1 tsp prepared mustard, or to taste

Optional
        cabbage, shredded fine and washed with boiling water
        Pickled Onion Rings (below)
        tomato slices

Pickled Onion Rings

        1 medium onion, sliced fine
        boiling water
    1/2 cup vinegar (white or apple)
    1/2 cup cold water

1. Soak onion in boiling water for about 1 minute. Drain.
2. Place the onion in a glass container and add the vinegar and water. Let it soak for at least 30 minutes. Stir once or twice. Use immediately with the hamburgers or with fish tacos. Keeps in the refrigerator for 2–3 days.

1. Mix all the hamburger ingredients, except the egg. Once all the ingredients are distributed evenly, add the egg.
2. Divide the hamburger meat into 3 equal portions. Shape into hamburger patties. If you will not be using all portions, freeze for later use.
3. Hamburgers may be cooked on an outside BBQ, an electric countertop grill, or in a skillet. Use a vegetable spray to prevent sticking.
4. Cook the hamburgers about 15 minutes, or until the internal temperature reaches 160°F.
5. While the hamburgers cook, prepare the sauce. Mix all ingredients.
6. Spread 1 teaspoon of sauce on the hamburger. Add the cabbage and/or Pickled Onion Rings and a tomato slice. Save remaining sauce for another meal.

Exchanges/Choices
1/2 Carbohydrate • 4 Lean Meat

Calories	210
Calories from Fat	70
Total Fat	8.0 g
Saturated Fat	2.7 g
Trans Fat	0.2 g
Cholesterol	140 mg
Sodium	340 mg
Total Carbohydrate	8 g
Dietary Fiber	1 g
Sugars	2 g
Protein	26 g

Pescado Estilo Veracruz

México

Porciones: 8 / Tamaño de una Porción: 4 oz pescado

En esta receta puede usar *alcaparrado* el cual es una mezcla de alcaparras y aceitunas verdes rellenas con pimiento y lo puede comprar en los mercados latinos.

       1 cda aceite de oliva
    1/2 cebolla mediana, picada fina
       2 dientes de ajo, machacados
       4 tomates, pelados, sin semillas, picados en cuadritos pequeños
    1/4 cdta canela
    1/4 cdta clavos de olor, en polvo
       1 jalapeño, cortado en tiras, sin semillas y con la venita blanca removida, o 1/4 taza jalapeño enlatado
       1 cda alcaparras
       6 aceitunas verdes rellenas, rebanadas, o 1 cda alcaparrado
       2 lb filete de huachinango (pargo rojo) u otro pescado de carne blanca, cortado en 8 pedazos

1. Caliente el horno a 350°F. En un sartén mediano caliente el aceite a fuego mediano y sofría el ajo y la cebolla unos 3–4 minutos. No deje que el ajo se dore.

2. Agregue los tomates, canela, y el polvo de clavos de olor. Cocine a fuego lento por 3 minutos. Añada el jalapeño, alcaparras, y aceitunas y siga cocinando por otros 2 minutos.

3. Coloque el pescado en un molde de hornear 13 × 9 × 2–pulgadas que haya sido rociado con aceite de cocinar en aerosol y cubra con la salsa. Hornee por unos 25–30 minutos o hasta que el pescado este cocido.

Intercambios/Opciones
1 Vegetal • 3 Carne con Bajo Contenido de Grasa

Calorías	150
Calorías de la Grasa	35
Grasa Total	4.0 g
Grasa Saturada	0.6 g
Grasa Trans	0.0 g
Colesterol	40 mg
Sodio	125 mg
Carbohidrato	4 g
Fibra Dietética	1 g
Azúcares	2 g
Proteína	24 g

Red Snapper Veracruz

Mexico

Serves: 8 / Serving size: 4 oz fish

You can buy a mixture of capers and green olives stuffed with pimiento to use in this recipe. It's called alcaparrado and is available in Latin markets.

- 1 Tbsp olive oil
- 1/2 medium onion, finely chopped
- 2 garlic cloves, crushed
- 4 medium tomatoes, peeled, seeded, and finely chopped
- 1/4 tsp cinnamon
- 1/4 tsp ground cloves
- 1 jalapeño pepper, seeds and white vein removed, cut into strips, or 1/4 cup canned jalapeño pepper
- 1 Tbsp capers
- 6 stuffed green olives, sliced, or 1 Tbsp alcaparrado
- 2 lb red snapper filets (or use any other white fish) cut into 8, 4-oz pieces

1. Heat oven to 350°F. Heat oil in a medium skillet over medium-high heat and sauté onion and garlic for about 3–4 minutes. Do not allow the garlic to brown.
2. Add tomatoes, cinnamon, and cloves. Cook on low heat for 3 minutes. Add the jalapeño, capers, and olives and continue cooking for another 2 minutes.
3. Place fish in a 13 × 9 × 2-inch baking dish that has been coated with non-stick cooking spray and cover with the sauce. Bake for 25–30 minutes or until fish flakes easily with a fork.

Exchanges/Choices
1 Vegetable • 3 Lean Meat

Calories	150
Calories from Fat	35
Total Fat	4.0 g
Saturated Fat	0.6 g
Trans Fat	0.0 g
Cholesterol	40 mg
Sodium	125 mg
Total Carbohydrate	4 g
Dietary Fiber	1 g
Sugars	2 g
Protein	24 g

Anticuchos de Mariscos

Porciones: 6 / Tamaño de una Porción: 2 anticuchos

Esta receta es una gran combinación ingredientes, especialmente deliciosa acompañada con arroz.

       1/4 taza jugo naranja (china)
       1/4 taza jugo de lima (limón verde) fresco
         2 cdtas chile en polvo
         2 dientes de ajo, machacados
       1/8 cdta comino
       1/4 cdta sal
       1/4 cdta pimienta blanca, en polvo
       1/2 lb corvina o pescado blanco, en 12 pedazos
        12 camarones grandes, pelados y desvenados (1/2 lb)
        12 vieiras (callos de hacha) 1/2 lb
        24 trozos de cebolla (alrededor de 3 cebollas medianas)
        24 trozos de pimento dulce rojo (alrededor de 3 pimientos medianos)

1. Mezcle todos los ingredientes menos el pescado y los mariscos, cebollas, y pimientos en una bolsa plástica grande con cierre. Si desea puede usar pescado o mariscos solamente. Agregue el pescado y los mariscos y refrigere la mezcla por 1 hora.

2. Prepare 12 brochetas (pinchos), alternando pescado con mariscos, cebolla, y pimiento. Ase a la parrilla o al horno a 6 pulgadas del fuego por 10–15 minutos, virando las brochetas con frecuencia. Descarte la marinada restante.

Intercambios/Opciones
2 Vegetal • 3 Carne con Bajo
Contenido de Grasa

Calorías	160
Calorías de la Grasa	20
Grasa Total	2.0 g
Grasa Saturada	0.4 g
Grasa Trans	0.0 g
Colesterol	90 mg
Sodio	18 mg
Carbohidrato	12 g
Fibra Dietética	3 g
Azúcares	6 g
Proteína	23 g

Seafood Kabobs

Serves: 6 / Serving size: 2 kabobs

This is a great combination kabob, especially good served with rice.

    1/4 cup orange juice
    1/4 cup fresh lime juice
      2 tsp chile powder
      2 garlic cloves, crushed
    1/8 tsp cumin
    1/4 tsp salt
    1/4 tsp ground white pepper
    1/2 lb sea bass or any firm white fish, cut into 12 pieces
     12 peeled, cleaned shrimp (1/2 lb)
     12 scallops (1/2 lb)
     24 onion chunks (about 3 medium onions)
     24 red bell pepper chunks (about 3 medium peppers)

1. Combine all ingredients except seafood, onions, and tomatoes in a large zippered plastic bag. Add seafood and marinate in refrigerator for 1 hour.

2. Make 12 skewers, alternating seafood, onion, and tomatoes. Grill or broil about 6 inches from the heat source for 10–15 minutes, turning kabobs frequently. Discard any remaining marinade.

Exchanges/Choices
2 Vegetable • 3 Lean Meat

Calories 160	
Calories from Fat 20	
Total Fat .... 2.0 g	
Saturated Fat .... 0.4 g	
Trans Fat .... 0.0 g	
Cholesterol .... 90 mg	
Sodium .... 18 mg	
Total Carbohydrate ... 12 g	
Dietary Fiber .... 3 g	
Sugars .... 6 g	
Protein .... 23 g	

Empanadas, Rellenos, & Platos de Maíz (Choclo)/ Empanadas, Fillings, & Corn Dishes

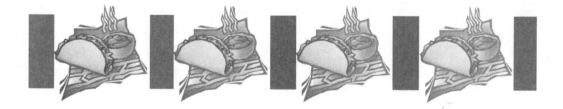

Empanadas, Rellenos,
& Platos de Maíz (Choclo)

Las empanadas, conocidas en algunos países como pastelillos, son de origen persa. Demás está decir, que existen miles de variaciones de los riquísimos paquetitos que pueden contener carne, pescado, quesos, o dulce. Cada región tiene sus favoritas. Usted le puede añadir una o dos cucharadas de salsa de chiles a cualquier relleno para que quedén más picantes, mermelada para endulzar frutas, o hacer su propria creación. ¡En realidad, su imaginación es su límite!

Para la masa de empanadas, puede usar cualquier receta para pastel de fruta conocido como "pie," en USA. Lo importante es asegurarse que contenga poca grasa. Otras opciones son el uso de las hojas de filo que ya vienen preparadas o las hojas de repostería que puede conseguir en la sección de alimentos congelados. Lea lea etiqueta para asegurarse de que tienen poca grasa. Con masa congelada y relleno hecho el día anterior, usted podrá preparar un aperitivo rápido para sus invitados. Las empanadas tradicionales son fritas, pero yo horneo las mías. Las empanadas al horno son igual de deliciosas, y pueden formar parte de su plan alimenticio.

Algunos puntos importantes en la preparación de las empanadas perfectas: Deje reposar el relleno cocido, así los sabores se mezclan. No rellene las empanadas con el relleno caliente, esto causa que la masa se humedezca y sea más difícil de manejar.

Los platos Latinos clásicas a base de masa de maíz y hojas de maíz, tales como los tamales, pueden toman mucho tiempo para prepararse. Yo he incluido versiones rápidas de algunas de nuestras recetas favoritas, platos como las Arepas en la página 200 y el Pastel de Choclo Chileno en la página 190. Para ocasiones especiales, disfrute de los Tamales con Chiles Guajillos en la página 202.

Empanadas, Fillings, & Corn Dishes

Empanadas, also known as pastelillos in some countries, are turnovers of Persian origin. There are hundreds of variations in the fillings, including meat, seafood, cheese, fruit, or custard. Each region has its favorites. You can add chile sauce to any filling to make it spicier, jam to make fruit sweeter, or create fillings of your own design. Your imagination is the limit!

You can use any pie dough recipe when making the empanada dough, but keep an eye on the fat content. I've supplied you with a low-fat empanada dough that works fine. You can use store-bought phyllo dough or frozen pastry dough sheets, but check the labels carefully—most brands are loaded with fat! With frozen dough and filling prepared the day before, you can whip up a quick appetizer for your guests. Traditional empanadas are fried, but I bake mine. Baked empanadas are just as delicious, and fit much better into your meal plan.

The secret to perfect empanadas: allow the cooked filling to rest and cool, sometimes overnight, before you stuff the empanadas. This lets the delicate filling flavors blend. Also, if you fill the empanada with hot filling, the dough will absorb moisture and become more difficult to handle.

Classic Latin main dishes using corn dough and husks, such as tamales, are often time-consuming to prepare. I've included some easy versions of familiar favorites, like the Arepas on page 201 and the Chilean Corn Pie on page 192. For special occasions, you'll enjoy the Tamales with Guajillo Chiles on page 204.

Empanadas, Rellenos, & Platos de Maíz (Choclo)

Empanadas, Fillings, & Corn Dishes

Masa para Empanadas Baja en Grasa

Porciones: 12 / Tamaño de una Porción: 1 empanada

El análisis nutricional que sigue es sólo para la masa, pero las instrucciones le dirán como; hornear las empanadas con relleno. Para un análisis nutricional completo, sume los números para la masa, y los números del relleno que aparecen en la página donde se encuentra esa receta.

  1 taza de harina blanca
  1 taza masa harina
1/2 cdta sal
  6 cdas de margarina suave en envase plástico (60–70% aceite vegetal, sin grasa trans)
1/2 taza agua fría o según se necesite
  1 huevo, batido

1. En el recipiente de un procesador de alimentos, mezcle la harina, masa harina, y sal. Añada margarina y procese 5 a 10 segundos hasta que la mezcla tenga una consistencia gruesa.

2. Con el procesador aún corriendo, añada 1/2 taza agua. Pare el procesador tan pronto la masa comienze a formar una bola. Añada agua adicional por cucharaditas, si es necesario.

3. Remueva del recipiente; forme una bola suave. Use la masa inmediatamente o envuelva en plástico y refrigere por unas horas o por la noche.

4. Caliente el horno hasta 400°F. Remueva la masa del refrigerador y divida por la mitad, manteniendo la masa restante cubierta. Ruede cada mitad hasta quedar en forma de tronco de 1 1/2 pulgada en diámetro. Corte cada tronco en 6 pedazos iguales. Ruede cada pedazo sobre una superficie espolvoreada con harina y forme un círculo de 5 pulgadas en diámetro.

5. Coloque 2 cdas del relleno en el centro de cada disco de masa. Esparza un poco de agua en las orillas y únalas, para formar la empanada. Selle las orillas con los dientes de un tenedor.

6. Coloque las empanadas en una bandeja de hornear rociada con aceite en aerosol. Pinte las empanadas con huevo batido y hornee por 15–20 minutos.

Intercambios/Opciones
1 Almidón • 1 Grasa

Calorías	120
Calorías de la Grasa	45
Grasa Total	5.0 g
Grasa Saturada	1.1 g
Grasa Trans	0.0 g
Colesterol	20 mg
Sodio	150 mg
Carbohidrato	16 g
Fibra Dietética	1 g
Azúcares	0 g
Proteína	3 g

Low-Fat Empanada Dough

Serves: 12 / Serving size: 1 empanada

The nutritional analysis below is for the dough only, but the directions tell you how to bake the empanadas with filling.

    1 cup all-purpose flour
    1 cup masa harina
    1/2 tsp salt
    6 Tbsp soft tub margarine (60–70% vegetable oil, no trans fats)
    1/2 cup ice water or as needed
    1 egg, beaten

1. In the bowl of a food processor, using the metal blade, blend flour, masa harina, and salt. Add margarine and process 5–10 seconds until mixture has the consistency of coarse meal.

2. With processor running, add 1/2 cup water. Stop processor as soon as dough begins to form a ball. Add additional water by the tablespoon, if needed.

3. Remove from bowl; form a pliable ball. Use the dough immediately or wrap in plastic and refrigerate for several hours or overnight.

4. Heat oven to 400°F. Remove dough from refrigerator and divide in half, keeping one half covered. Roll each half into a log shape about 1 1/2 inches in diameter. Cut each log into 6 equal pieces. Roll out each piece on lightly floured surface into a circle about 5 inches in diameter.

5. Spoon 2 tablespoons filling onto the center of the circle. Moisten the edges of the dough with water and bring them together, forming the turnover. Seal edges with the tines of a fork.

6. Place empanadas on a cookie sheet that has been sprayed with nonstick cooking spray or covered with parchment paper. Brush tops with egg and bake for 15 to 20 minutes.

Exchanges/Choices
1 Starch • 1 Fat

Calories 120
    Calories from Fat 45
Total Fat . . . . 5.0 g
    Saturated Fat . . . . 1.1 g
    Trans Fat . . . . 0.0 g
Cholesterol . . . . 20 mg
Sodium . . . . 150 mg
Total Carbohydrate . . . 16 g
    Dietary Fiber . . . . 1 g
    Sugars . . . . 0 g
Protein . . . . 3 g

Empanadas Argentinas

Porciones: 12 / Tamaño de la porción: 1 empanada

Puede duplicar la cantidad de los ingredientes del relleno y refrigerarlos para más tarde.

> 1 cdta de aceite de canola
> 1 lb de carne molida de pechuga de pavo al 99% sin grasa (Jennie-O)
> 1 cebolla grande, picada
> 1/2 cdta de sal
> 1/4 cdta de pimienta
> 1/2 cdta de orégano
> 1/2 pimiento dulce mediano, picado en trocitos finos
> 1/4 cdta de Pasta de Habanero (ver receta, página 40) o 1 ají picante, picado en trocitos finos (utilice la pasta y el ají al gusto)
> 1 receta de Masa para Empanadas Baja en Grasa (ver receta, página 176)

1. Caliente el aceite en un sartén antiadherente a fuego medio-alto. Sofría la carne y la cebolla hasta que se cocinen. Incorpore la sal, la pimienta, y el orégano.

2. Retire el sartén del fuego y añada el pimiento y la Pasta de Habanero o el ají. Este paso sirve para que los sabores se combinen. Refrigere el relleno de carne de 12 a 24 horas.

3. Caliente el horno a 400°F. Coloque 2 cdas de relleno en el centro de cada círculo de masa. Humedezca los bordes con agua y séllelos con un tenedor.

4. Pincele las empanadas con el huevo y hornéelas, durante 15 minutos o hasta que estén bien doraditas, en una bandeja para hornear ya rociada con aceite en aerosol.

Intercambios/Opciones

1 Carne con Bajo Contenido de Grasa • 1/2 Grasa

(Análisis para el relleno solamente)

Calorías	65
Calorías de la Grasa	20
Grasa Total	2.0 g
Grasa Saturada	0.3 g
Grasa Trans	0.0 g
Colesterol	20 mg
Sodio	115 mg
Carbohidrato	2 g
Fibra Dietética	0 g
Azúcares	1 g
Proteína	11 g

Classic Argentinean Empanadas

Serves: 12 / Serving size: 1 empanada

You can double the filling ingredients and freeze half for later use.

> 1 Tbsp canola oil
> 1 lb 99% fat-free ground turkey breast (Jennie-O)
> 1 large onion, chopped
> 1/2 tsp salt
> 1/4 tsp pepper
> 1/2 tsp oregano
> 1/2 medium bell pepper, chopped fine
> 1/4 tsp Habanero Paste (see recipe, page 41) or 1 hot ají pepper, chopped fine
> (use paste or pepper, to taste)
> 1 recipe Low-Fat Empanada Dough (see recipe, page 177)

1. Heat oil in nonstick pan over medium-high heat. Sauté the meat and onion until cooked. Stir in salt, pepper, and oregano.

2. Remove from heat and stir in bell pepper and Habanero paste or ají pepper. This step helps flavors blend. Refrigerate the meat filling for 12–24 hours.

3. Heat the oven to 400°F. Place 2 tablespoons filling in center of each dough circle. Moisten edges with water and seal with a fork.

4. Brush empanadas with egg and bake on a baking sheet that has been coated with nonstick cooking spray for 15 minutes or until golden brown.

Exchanges/Choices
1 Lean Meat • 1/2 Fat

(Analysis for filling only)
Calories 65
   Calories from Fat 20
Total Fat . . . . 2.0 g
   Saturated Fat . . . . 0.3 g
   Trans Fat . . . . 0.0 g
Cholesterol . . . . 20 mg
Sodium . . . . 115 mg
Total Carbohydrate . . . . 2 g
   Dietary Fiber . . . . 0 g
   Sugars . . . . 1 g
Protein . . . . 11 g

Empanada de Carne con Vegetales

Porciones: 12 / Tamaño de una Porción: 1 empanada

¡Los vegetales en estas empanadas las hacen aún más saludables!

        1 cda aceite canola
    1/2 cebolla, picada fina
        1 taza zanahoria, picada
    1/2 taza repollo (col) rebanado fino
    1/2 chile dulce, rojo o verde, picado fino
        1 cda aceitunas verdes, en rebanadas finas
        1 diente de ajo, machacado
        1 cda perejil, fresco o 1 cdta perejil seco
    1/2 cda albahaca fresca picada o 1/4 cdta albahaca seca
    1/4 cdta sal
    1/4 cdta pimienta negra
        1 lb carne molida de pechuga de pavo al 99% sin grasa (Jennie-O)
        1 cdta maicena
    1/2 taza caldo de res, bajo en grasa y sodio
    1/4 taza substituto de huevo
        1 receta de Masa para Empanadas Baja en Grasa (véase la receta en la página 176)

1. Caliente el aceite en un sartén antiadherente a fuego mediano-alto. Sofría todos los ingredientes, excepto la carne, el caldo, la maicena, el huevo, y la masa por 10 minutos.

2. Añada la carne y sofría por 15 minutos, revolviendo con frecuencia. Disuelva la maicena en el caldo. Añada al sartén y baje a fuego lento. Cocine hasta que se evapore la mayor parte del líquido. Enfríe el relleno en el refrigerador por la noche.

3. Caliente el horno a 400°F. Coloque 2 cdas del relleno en el centro de cada disco de masa. Haga un revoltillo con el substituto de huevo y añada unos pedacitos a cada empanada. Esparza un poco de agua en las orillas y selle con un tenedor.

4. Hornee en una bandeja de hornear rociada con aceite de cocinar en aerosol, por 15 minutos o hasta que la superficie esté dorada.

Intercambios/Opciones

1 Carne con Bajo Contenido de Grasa • 1/2 Grasa

(Análisis para el relleno solamente)

Calorías 70
  Calorías de la Grasa . . . 20
Grasa Total . . . . 2.0 g
  Grasa Saturada . . . . 0.3 g
  Grasa Trans . . . . 0.0 g
Colesterol . . . . 20 mg
Sodio . . . . 95 mg
Carbohidrato . . . . 3 g
  Fibra Dietética . . . . 1 g
  Azúcares . . . . 1 g
Proteína . . . . 10 g

Meat & Vegetable Empanadas

Serves: 12 / Serving size: 1/12 recipe

The vegetables in these empanadas make them even healthier!

1 Tbsp canola oil
1/2 onion, chopped fine
1 cup finely diced carrots
1/2 cup finely shredded cabbage
1/2 green or red bell pepper, chopped fine
1 Tbsp thinly sliced green olives
1 garlic clove, crushed
1 Tbsp chopped fresh parsley or 1 tsp dried parsley
1/2 Tbsp chopped fresh basil or 1/4 tsp dried basil
1/4 tsp salt
1/4 tsp black pepper
1 lb 99% fat-free ground turkey breast (Jennie-O)
1 tsp cornstarch
1/2 cup low-fat, reduced-sodium beef broth
1/4 cup egg substitute
1 recipe Low-Fat Empanada Dough (see recipe, page 177)

1. Heat oil in nonstick skillet over medium-high heat. Sauté all ingredients except the meat, cornstarch, broth, egg, and dough for 10 minutes.

2. Add the meat and cook for 15 minutes, stirring frequently. Dissolve the cornstarch in the broth. Add to skillet and reduce heat to low. Cook until almost all of the liquid has evaporated. Refrigerate filling overnight.

3. Heat the oven to 400°F. Place 2 tablespoons filling in center of each dough circle. Scramble the egg substitute and put a little egg in each turnover. Moisten edges with water and seal with a fork.

4. Bake on a baking sheet that has been coated with nonstick cooking spray for 15 minutes or until golden brown.

Exchanges/Choices
1 Lean Meat • 1/2 Fat

(Analysis for filling only)

Calories	70
Calories from Fat	20
Total Fat	2.0 g
Saturated Fat	0.3 g
Trans Fat	0.0 g
Cholesterol	20 mg
Sodium	95 mg
Total Carbohydrate	3 g
Dietary Fiber	1 g
Sugars	1 g
Protein	10 g

Empanadas Salteñas

Bolivia

Porciones: 24 / Tamaño de una Porción: 1/24 de la receta

Según cuenta la leyenda, estas empanadas las trajo a Bolivia una bella exiliada argentina que las vendía para mantener a su familia... y que más tarde se convirtió en la primera dama de Bolivia. Con esta receta obtendrá el doble del relleno que necesita, así que congela la mitad para otra ocasión.

    1 cda aceite canola
    1 cebolla pequeña, picada fina
1/2 taza de cebollines, picados fino
    1 cda de ají picante picado fino o a su gusto (pruebe los ajíes suramericanos, chiles habaneros, o chiles jalapeños)
1/2 cdta sal
    1 cdta comino
    1 cdta orégano
    1 lb carne de res molida, con muy poca grasa (4% grasa)
1/2 taza guisantes dulces (petit pois, arvejas), frescos o congelados, descongelados
    1 taza papas, cocidas, en cuadritos
1/2 taza uvas pasas (pasitas)
    2 cdas aceitunas verdes, rellenas, en rebanadas finas
    1 receta de Masa para Empanadas Baja en Grasa (véase la receta en la página 176)

1. Caliente el aceite en un sartén antiadherente. Sofría las cebollas por 3–4 minutos. Agregue el ají picante, sal, comino y orégano. Mezcle bien.

2. Agregue la carne y cocine a fuego mediano, por 15–20 minutos o hasta que la carne esté cocida. Refrigere por la noche.

3. Caliente el horno a 400°F. Agregue los guisantes, las papas cocidas, uvas pasas, y las aceitunas.

4. Coloque 2 cdas de relleno en cada disco de masa. Humedezca las orillas con agua y selle con un tenedor.

5. Coloque en una bandeja de hornear, que ha sido rociada con aceite de cocinar en aerosol, y hornee por 15 minutos o hasta que la superficie esté dorada.

Intercambios/Opciones

1/2 Carbohidrato • 1 Carne con Bajo Contenido de Grasa

(Análisis para el relleno solamente)

Calorías	50
Calorías de la Grasa	15
Grasa Total	1.5 g
Grasa Saturada	0.4 g
Grasa Trans	0.1 g
Colesterol	10 mg
Sodio	75 mg
Carbohidrato	5 g
Fibra Dietética	1 g
Azúcares	2 g
Proteína	5 g

Empanadas Salteña Style

Bolivia

Serves: 24 / Serving size: 1/24 recipe

Legend has it that these empanadas were brought to Bolivia by a beautiful Argentinean exile, who sold them to support her family . . . and later became the first lady of Bolivia. This recipe makes double the filling you need, so freeze half for later use.

    1 Tbsp canola oil
    1 small onion, finely chopped
1/2 cup finely chopped green onions
    1 Tbsp finely chopped hot pepper (try ají, habanero, or
        jalapeño pepper), or to taste
1/2 tsp salt
    1 tsp cumin
    1 tsp oregano
    1 lb extra lean (4%) ground beef
1/2 cup sweet peas, fresh or frozen (thawed)
    1 cup cooked, cubed potatoes
1/2 cup raisins
    2 Tbsp stuffed green olives, sliced thin
    1 recipe Low-Fat Empanada Dough (see recipe, page 177)

1. Heat oil in nonstick skillet over medium-high heat. Sauté the onions for 3–4 minutes. Add the hot pepper, salt, cumin, and oregano. Mix well.

2. Add the meat and cook on medium heat for 15–20 minutes or until fully cooked. Refrigerate the filling overnight.

3. Heat the oven to 400°F. Stir the peas, potatoes, raisins, and olives into the filling.

4. Place 2 Tbsp filling in center of each dough circle. Moisten edges with water and seal with a fork.

5. Bake empanadas on a baking sheet that has been coated with nonstick cooking spray for 15 minutes or until golden brown.

Exchanges/Choices
1/2 Carbohydrate •
1 Lean Meat

(Analysis for filling only)
Calories 50
   Calories from Fat 15
Total Fat . . . . 1.5 g
   Saturated Fat . . . . 0.4 g
   Trans Fat . . . . 0.1 g
Cholesterol . . . . 10 mg
Sodium . . . . 75 mg
Total Carbohydrate . . . . 5 g
   Dietary Fiber . . . . 1 g
   Sugars . . . . 2 g
Protein . . . . 5 g

Picadillo de Pollo

Porciones: 5 / Tamaño de una Porción: 1/2 taza

Este es un delicioso relleno para tacos o enchiladas.

    1 lb pechuga de pollo, deshuesada, picada en cuadritos de 1/2 pulgada
1/4 cdta comino
1/4 cdta hojuelas de chile, o a su gusto
1/2 cdta orégano
1/2 cdta pimentón dulce (paprika)
1/2 cdta sal
1/4 cdta pimienta, o a su gusto
    pizca de clavos de olor, en polvo
    pizca de canela
    2 cdtas aceite de oliva
1/4 taza cebolla, picada fina
2–3 dientes de ajos, picados
    1 jalapeño picado o 1/4 taza pimiento dulce rojo o verde, picado

1. Ponga el pollo en una escudilla o bolsa plástica con cierre. Combine todos los condimentos en otro recipiente y mezcle bien. Espolvoree sobre el pollo hasta cubrirlo bien. Deje reposar en la nevera (refrigerador) por lo menos 1 hora o por la noche.

2. Caliente el aceite en un sartén anti-adherente. Sofría el pollo, la cebolla, el ajo, y el pimiento por 6–8 minutos o hasta que la carne este dorada y cocida.

Intercambios/Opciones
3 Carne con Bajo Contenido de Grasa

Calorías 130
  Calorías de la Grasa . . . 35
Grasa Total . . . . 4.0 g
  Grasa Saturada . . . . 0.9 g
  Grasa Trans . . . . 0.0 g
Colesterol . . . . 55 mg
Sodio . . . . 280 mg
Carbohidrato . . . . 3 g
  Fibra Dietética . . . . 1 g
  Azúcares . . . . 1 g
Proteína . . . . 20 g

Chicken Filling

Serves: 5 / Serving size: 1/2 cup

This is a delicious filling for tacos or enchiladas.

> 1 lb boneless, skinless chicken breast, cut into 1/2-inch cubes
> 1/4 tsp cumin
> 1/4 tsp chile flakes, or to taste
> 1/2 tsp oregano
> 1/2 tsp paprika
> 1/2 tsp salt
> 1/4 tsp black pepper, or to taste
> pinch ground cloves
> pinch cinnamon
> 2 tsp olive oil
> 1/4 cup finely chopped onion
> 2–3 garlic cloves, minced
> 1 chopped jalapeño pepper or 1/4 cup chopped green or red bell pepper

1. Place chicken pieces in a bowl or zippered plastic bag. Combine all seasonings in separate bowl and mix well. Sprinkle seasonings over chicken and stir to coat thoroughly. Refrigerate at least 1 hour or overnight.

2. Heat oil in a nonstick skillet. Sauté meat, onion, garlic, and pepper for 6–8 minutes or until meat is golden brown and cooked throughout.

Exchanges/Choices
3 Lean Meat

Calories	130
Calories from Fat	35
Total Fat	4.0 g
Saturated Fat	0.9 g
Trans Fat	0.0 g
Cholesterol	55 mg
Sodium	280 mg
Total Carbohydrate	3 g
Dietary Fiber	1 g
Sugars	1 g
Protein	20 g

Picadillo de Carne de Res

Porciones: 6 / Tamaño de una Porción: 1/2 taza

Esta receta es la que más le gusta a mi familia.

> 2 cdtas aceite canola o de oliva
> 1/2 cebolla mediana, pelada y picada fina
> 2 dientes de ajos, machacados
> 1/2 taza chile o pimiento dulce, picado fino, o use el chile de su preferencia
> 1 lb carne de res molida, con muy poca grasa (4% grasa)
> 2 cdas cilantro, picado
> 1/2 cdta orégano
> 1/2 cdta comino
> 1/4–1/2 cdta chile en polvo
> 1 cda pasta de tomate
> 1 1/2 tazas tomates (jitomates) frescos, picados en trozos pequeños
> 1/2 cdta sal

1. En un sartén anti-adherente, a fuego mediano, caliente el aceite. Sofría la cebolla y el ajo por 2–3 minutos. Agregue el chile dulce y sofría por 2 minutos.

2. Añada la carne y sofría por 4–5 minutos. Agregue el resto de los ingredientes, revuelva bien, y cocine por 5 minutos.

3. Baje el fuego y cocine hasta que la mayor parte del líquido se evapore, unos 15 minutos, revolviendo con frecuencia. Use para tacos o tostadas.

Intercambios/Opciones
1 Vegetal • 2 Carne con Bajo
Contenido de Grasa • 1/2 Grasa

Calorías	135
Calorías de la Grasa	55
Grasa Total	6.0 g
Grasa Saturada	1.9 g
Grasa Trans	0.1 g
Colesterol	45 mg
Sodio	265 mg
Carbohidrato	5 g
Fibra Dietética	1 g
Azúcares	2 g
Proteína	16 g

Beef Filling

Serves: 6 / Serving size: 1/2 cup

This recipe is one of my family favorites.

        2 tsp canola or olive oil
        1/2 medium onion, peeled and finely chopped
        2 garlic cloves, minced
        1/2 cup finely chopped bell pepper (or use your favorite chile)
        1 lb extra lean (4%) ground beef
        2 Tbsp chopped cilantro
        1/2 tsp oregano
        1/2 tsp cumin
    1/4–1/2 tsp chile powder
        1 Tbsp tomato paste
    1 1/2 cups fresh medium tomatoes, finely chopped
        1/2 tsp salt

1. Heat oil in a nonstick skillet over medium heat. Sauté onion and garlic for 2–3 minutes. Add peppers and sauté 2 minutes.
2. Add beef and sauté 4–5 minutes. Add remaining ingredients, stir, and cook 5 minutes.
3. Lower heat and cook until most of the liquid has evaporated, about 15 minutes, stirring frequently. Use for tacos or tostadas.

Exchanges/Choices
1 Vegetable • 2 Lean Meat • 1/2 Fat

Calories	135
Calories from Fat	55
Total Fat	6.0 g
Saturated Fat	1.9 g
Trans Fat	0.1 g
Cholesterol	45 mg
Sodium	265 mg
Total Carbohydrate	5 g
Dietary Fiber	1 g
Sugars	2 g
Protein	16 g

Carnitas

México

Porciones: 8 / Tamaño de una Porción: 1/2 taza

Tradicionalmente se hierve la carne primero y luego se hornea, pero aún sigue siendo deliciosa cuando no se hornea la carne.

    2 lb de lomo de cerdo, deshuesado
  1/2 cdta comino
  1/2 cdta coriando
  1/2 cdta orégano
    2 dientes de ajo, enteros
  3–4 granos de pimienta negra, entera
    1 cebolla mediana, pelada y cortada en trozos grandes
    1 zanahoria mediana, cortada en trozos grandes

1. Eche todos los ingredientes en una cacerola grande y agregue agua hasta cubrir. Cocine hasta hervir, tape, baje a fuego mediano, y hierva suavemente por 1–1 1/2 horas.

2. Desmenuze o corte la carne en tiritas. Use para tacos o enchiladas.

3. La carne se puede colocar en envases y guardar en el congelador en porciones individuales que luego puede calentar en el horno de micro-ondas.

Intercambios/Opciones
3 Carne con Bajo Contenido de Grasa • 1/2 Grasa

Calorías	155
Calorías de la Grasa	65
Grasa Total	7.0 g
Grasa Saturada	2.9 g
Grasa Trans	0.0 g
Colesterol	50 mg
Sodio	30 mg
Carbohidrato	0 g
Fibra Dietética	0 g
Azúcares	0 g
Proteína	20 g

Carnitas

Mexico

Serves: 8 / Serving size: 1/2 cup

Traditionally this meat is boiled, then baked, but it's almost as delicious if you skip the baking step.

        2 lb boneless pork loin
    1/2 tsp cumin
    1/2 tsp coriander
    1/2 tsp oregano
        2 whole garlic cloves
    3–4 whole peppercorns
        1 medium onion, peeled and cut into chunks
        1 medium carrot, cut into chunks

1. Place all ingredients in a large stockpot and add water to cover. Bring to a boil, then cover, reduce heat, and simmer for 1–1 1/2 hours.

2. Shred or cut the meat in small pieces and use for tacos or enchiladas.

3. You can freeze this filling in individual serving sizes and pop in the microwave to heat.

Exchanges/Choices
3 Lean Meat • 1/2 Fat

Calories 155	
Calories from Fat 65	
Total Fat . . . . 7.0 g	
Saturated Fat . . . . 2.9 g	
Trans Fat . . . . 0.0 g	
Cholesterol . . . . 50 mg	
Sodium . . . . 30 mg	
Total Carbohydrate . . . . 0 g	
Dietary Fiber . . . . 0 g	
Sugars . . . . 0 g	
Protein . . . . 20 g	

Pastel de Choclo Chileno

Chile

Porciones: 6 / Tamaño de una Porción: 1 rebanada

Usted puede preparar este plato tradicional de Chile usando pollo o carne de res y controlando lo picante a su gusto.

Pino (relleno, picadillo)

          1 cda aceite canola
          3 cebollas medianas, picadas fina
      2–3 dientes de ajo, machacados
  1/8–1/4 cdta Pasta de Habanero (véase la receta en la página 40)
      1/4 cdta sal
      1/2 cdta paprika
      1/2 cdta comino
          pimienta negra, molida, a gusto
          2 cdas uvas pasas (opcional)
      1/2 lb de carne de pavo molida con poca grasa o pechugas de pollo sin piel
      1/2 lb de carne de res molida con muy poca grasa (4%) o pechugas de pollo sin piel
      1/4 taza caldo de res o pollo, casero o enlatado, bajo en grasa y sodio

Mezcla de Choclo

          6 choclos (mazorcas de maíz, elotes) frescos o 3 tazas maíz congelado, a temperatura ambiente
      1/8 cdta de albahaca (opcional)
          2 cdas aceite de oliva
      1/4 cdta sal
          1 cda harina de maíz (opcional)
          1 cda leche sin grasa (opcional)
          2 huevos duros, cortados en 6 rebanadas cada uno
          1 cda azúcar (opcional)

Pino (relleno, picadillo)

1. Caliente el aceite en un sartén mediano a fuego mediano. Sofría la cebolla y el ajo por 2 minutos. Agregue el resto de los condimentos y las uvas pasas. Añada la carne y cocine por 4–5 minutos.

2. Remueva cualquier grasa que suelte la carne y añada el caldo. Tape, baje el fuego, y cocine por 10–15 minutos. Puede cocinar el pino el día anterior y refrigerar.

Mezcla de Choclo

1. Desgrane y ralle el choclo (maíz). Agregue la albahaca, si la va a usar.

2. En una cacerola mediana, caliente a fuego lento el aceite. Agregue el choclo y la sal. Cocine hasta que hierva y espese unos 10–15 minutos.

3. Si la masa está muy líquida, añádale la harina de maíz. Si la masa está muy espesa, añádale la leche.

Pastel de Choclo

1. Caliente el horno hasta 375°F. Rocíe un molde para hornear pan con aceite vegetal en aerosol. Coloque una capa de mezcla de choclo en el fondo del molde, luego cubra con una capa de pino, y ponga otra capa de mezcla de choclo por encima. Cubra con rebanadas de huevo y espolvoree con azúcar, si la va a usar.

2. Hornee hasta que se derrita el azúcar y forme una capa dorada sobre el pastel, 30–45 minutos. Si no usa el azúcar, hornee hasta que esté dorado el pastel, como por 1 hora.

Intercambios/Opciones
1 Almidón • 1 Vegetal •
2 Carne con Bajo Contenido de
Grasa • 2 Grasa

Calorías 280
   Calorías de la Grasa . . 125
Grasa Total . . . . 14.0 g
   Grasa Saturada . . . . 3.1 g
   Grasa Trans . . . . 0.1 g
Colesterol . . . . 120 mg
Sodio . . . . 275 mg
Carbohidrato . . . . 21 g
   Fibra Dietética . . . . 3 g
   Azúcares . . . . 5 g
Proteína . . . . 20 g

Chilean Corn Pie

Chile

Serves: 6 / Serving size: 1 slice

You can make this traditional Chilean favorite with chicken or beef, as mild or spicy as you like!

Meat Filling

        1 Tbsp canola oil
        3 medium onions, peeled and finely chopped
      2–3 garlic cloves, minced
  1/8–1/4 tsp Habanero Paste (see recipe, page 41)
      1/4 tsp salt
      1/2 tsp paprika
      1/2 tsp cumin
          ground black pepper, to taste
        2 Tbsp raisins (optional)
      1/2 lb lean ground turkey or, skinless chicken breast
      1/2 lb extra lean (4% fat) ground beef, or skinless chicken breast
      1/4 cup low-fat, low-sodium beef or chicken broth, homemade or canned

Corn Dough

        6 cobs fresh corn or 3 cups frozen corn, thawed
      1/8 tsp basil (optional)
        2 Tbsp olive oil
      1/4 tsp salt
        1 Tbsp cornmeal (optional)
        1 Tbsp fat-free milk (optional)
        2 hard-boiled eggs, sliced into 6ths
        1 Tbsp sugar (optional)

Meat Filling

1. Heat oil in a medium skillet over medium heat. Sauté onion and garlic for 2 minutes. Stir in seasonings and raisins. Add meat and cook for 4–5 minutes.
2. Drain fat, then add broth. Cover, reduce heat, and simmer 10–15 minutes. You can cook this filling in advance and refrigerate it.

Corn Dough

1. Cut corn kernels from cobs and finely chop the kernels. Grate cobs to capture remaining kernels, then add basil, if using.
2. Heat oil in medium skillet over low heat. Add corn and salt and cook until corn bubbles and thickens, about 10–15 minutes.
3. If corn dough is too liquidy, add cornmeal. If corn dough is too thick, add milk.

Corn Pie

1. Heat oven to 375°F. Spray a loaf pan with nonstick cooking spray. Spread half the corn dough in the bottom of the pan, then spread the filling on top, then cover with remaining corn dough. Top with egg slices and sprinkle with sugar, if using.
2. Bake until sugar melts and forms a golden crust on the pie, 30–45 minutes. If you are not using sugar, bake until pie is golden brown, about 1 hour.

Exchanges/Choices
1 Starch • 1 Vegetable •
2 Lean Meat • 2 Fat

Calories	280
Calories from Fat	125
Total Fat	14.0 g
Saturated Fat	3.1 g
Trans Fat	0.1 g
Cholesterol	120 mg
Sodium	275 mg
Total Carbohydrate	21 g
Dietary Fiber	3 g
Sugars	5 g
Protein	20 g

Humitas con Queso

Suramérica

Porciones: 4 / Tamaño de una Porción: 2 humitas

Hay muchas recetas diferentes para humitas. ¡Puede rellenar las humitas prácticamente con cualquier cosa!

     3 choclos (mazorcas de maíz, elotes) frescos o 2 tazas de maíz congelado,
        a temperatura ambiente
        hojas de choclo, frescas or secas y remojadas
     1 cda leche, descremada (opcional)
     2 cdtas de aceite canola
     1 cdta de margarina suave en envase plástico (60–70% aceite vegetal,
        sin grasa trans)
     2 cdas cebolla rallada
     1 diente de ajo, machacado
     2 cdas queso parmesano rallado, reducido en grasa
  1/4 cdta sal
     1 cdta polvo de hornear
     1 huevo batido

1. Con mucho cuidado remueva las hojas del maíz tierno. Limpie y deje a un lado hasta que las necesite. Si usa choclo congelado, puede usar hojas secas. Estas deben ser remojadas por varias horas o por la noche. Luego se remueven del agua, se escurren, y se secan con una toalla de papel absorbente.

2. Remueva el maíz de la tusa. Guarde la tusa para usarla luego. En una licuadora o procesador de alimentos muela el choclo hasta formar una masa suave. Si necesita, agregue un poco de leche para poder moler la mezcla.

3. En una cacerola mediana caliente el aceite y la margarina, a fuego mediano. Sofría la cebolla y el ajo por 2 minutos. Añada el choclo y mezcle. Vierta en un molde grande.

4. En una escudilla pequeña mezcle el queso, sal y polvo de hornear. Agruege a la mezcla de choclo. Añada el huevo y bata hasta que la mezcla quede uniforme, suave pero firme. Si necesita, ajuste la consistencia, suave pero firme, con leche descremada.

5. Coloque 2 hojas de maíz en dirección opuesta, la parte ancha una encima de la otra, creando una zona rectangular en el centro. En esta zona, coloque 2 cdas de la mezcla de choclo. Con mucho cuidado, doble 1 hoja hacia el centro, y luego la otra. Las hojas deben cubrir completamente la mezcla, incluyendo los lados. Debe amarrar los "paquetitos" con cordón o con unas tiras de las hojas de choclo.

6. Cocine 45 minutos en una vaporera de bambú sobre agua hirviendo, o en una olla grande coloque las mazorcas (tusas) que había guardado aparte. Agregue 2–3 pulgadas de agua y caliente hasta que hierva suavemente. Encima de las mazorcas, coloque las humitas con el sello hacia abajo. Tape y cocine al vapor por 45 minutos.

7. Saque de los paquetitos y sirva con sopas o carnes.

Intercambios/Opciones
1 Almidón • 1 Grasa

Calorías	120
Calorías de la Grasa	45
Grasa Total	5.0 g
Grasa Saturada	1.1 g
Grasa Trans	0.0 g
Colesterol	55 mg
Sodio	325 mg
Carbohidrato	16 g
Fibra Dietética	2 g
Azúcares	3 g
Proteína	4 g

Corn Dumplings with Cheese

South America

Serves: 4 / Serving size: 2 corn dumplings

There are many different recipes for humitas, or corn dumplings. Humitas can be stuffed with almost anything!

        3 cobs fresh corn or 2 cups frozen corn, thawed
          corn husks, fresh or dried and soaked
        1 Tbsp fat-free milk (optional)
        2 tsp canola oil
        1 tsp tub margarine (60–70% vegetable oil, no trans fat)
        2 Tbsp grated onion
        1 garlic clove, minced
        2 Tbsp reduced-fat grated Parmesan cheese
    1/4 tsp salt
        1 tsp baking powder
        1 egg, beaten

1. Carefully remove corn husks from fresh corn. Clean and set aside until needed. If you use frozen corn, use dried corn husks that have been soaked for several hours or overnight. Remove husks from water, drain, and dry with a clean paper towel.

2. Remove the corn from the cob. Set aside the cobs. In a blender or food processor, blend the corn until it forms a soft dough. Add milk if needed to process the mixture.

3. Heat oil and margarine in a medium skillet over medium heat. Sauté onion and garlic for 2 minutes. Add corn and stir. Pour into large bowl.

4. In a small bowl, mix together cheese, salt, and baking powder. Stir into corn mixture. Add egg and beat until dough is smooth and of uniform consistency. The dough should be slightly soft. If needed, adjust consistency with fat-free milk.

5. Place 2 corn husks in opposite directions, the wide part of one on top of the other, creating a rectangular zone in the center. In this area, place 2 tablespoons corn mixture. Carefully fold 1 husk toward the center, then the other. The husks should cover the mixture completely, including the sides. Tie packets with strips of corn husks or with string, if necessary.

6. Steam 45 minutes in a bamboo steamer over boiling water, or place corn cobs on the bottom of a large pot. Add 2–3 inches of water, bring to a gentle boil, and place packets on the cobs sealed side down. Cover and steam 45 minutes.

7. Unwrap and serve with soups or meats.

Exchanges/Choices
1 Starch • 1 Fat

Calories	120
Calories from Fat	45
Total Fat	5.0 g
Saturated Fat	1.1 g
Trans Fat	0.0 g
Cholesterol	55 mg
Sodium	325 mg
Total Carbohydrate	16 g
Dietary Fiber	2 g
Sugars	3 g
Protein	4 g

Torta de Elote

México

Porciones: 8 / Tamaño de una Porción: 1 rebanada

El esposo de doña Carmen nos sorprendió con esta receta. Don Enrique sabe que a mí me gusta mucho el pan de maíz que hacen en Puerto Rico, así que decidió enseñarme su versión. Puede consumirlo caliente o frío con sopas, ensaladas o con café.

- 3 elotes (mazorcas de maíz, choclo) frescos o 1 paquete de 10 oz maíz congelado, a temperatura ambiente
- 1 taza harina de maíz
- 1 cda polvo de hornear
- 1/2 cdta sal
- 1/4 taza azúcar
- 1 cda uvas pasas (opcional)
- 1 huevo
- 3 cdas margarina suave en envase plástico (60–70% aceite vegetal, sin grasa trans), derretida

1. Caliente el horno hasta 350°F. Remueva el maíz (elote) de la mazorca y muela con un molino para carne o con el procesador de alimentos. Debe formar una masa semi-solida.

2. En un tazón mediano, combine la harina de maíz, polvo de hornear, sal, azúcar y uvas pasas, si las va a usar. Mezcle bien los ingredientes.

3. En un tazón grande, mezcle la masa de maíz, el huevo, y la margarina. Agregue los ingredientes secos y mezcle hasta que todos los ingredientes estén humedecidos. Si la mezcla está muy espesa, añada 1–2 cdas de leche descremada.

4. Vierta en un molde de hornear circular de 8 1/2 × 2-pulgadas, que ha sido cubierto con una capa de aceite vegetal en aerosol. Hornee por 30–35 minutos, o hasta que un cuchillo insertado en el centro de la torta salga limpio.

Intercambios/Opciones
1 1/2 Almidón • 1/2 Grasa

Calorías	145
Calorías de la Grasa	40
Grasa Total	4.5 g
Grasa Saturada	1.0 g
Grasa Trans	0.0 g
Colesterol	25 mg
Sodio	325 mg
Carbohidrato	25 g
Fibra Dietética	2 g
Azúcares	7 g
Proteína	3 g

Corn Bread

Mexico

Serves: 8 / Serving size: 1 slice

Carmen's husband surprised us with this recipe. He knows how much I like
corn bread and shared his delicious version. You can eat this bread warm or
cold with soups, salads, or coffee.

> 3 cobs fresh corn or 1 10-oz pkg frozen corn, thawed
> 1 cup cornmeal
> 1 Tbsp baking powder
> 1/2 tsp salt
> 1/4 cup sugar
> 1 Tbsp raisins (optional)
> 1 egg
> 3 Tbsp tub margarine (60–70% vegetable oil, no trans fat), melted

1. Heat oven to 350°F. Remove kernels from cob and grind corn kernels using
a meat grinder or a food processor. It should form a stiff dough.

2. In a medium bowl, combine cornmeal, baking powder, salt, sugar, and
raisins, if using. Mix well.

3. In a large bowl, mix corn dough, egg, and margarine. Add dry ingredients
and stir until all ingredients are moistened. If the dough is too stiff, add
1–2 Tbsp fat-free milk.

4. Spray a round 8 1/2 × 2-inch baking dish with nonstick cooking spray and
pour dough into pan. Bake for 30–35 min-
utes or until a knife inserted in the center
comes out clean.

Exchanges/Choices
1 1/2 Starch • 1/2 Fat

Calories	145
Calories from Fat	40
Total Fat	4.5 g
Saturated Fat	1.0 g
Trans Fat	0.0 g
Cholesterol	25 mg
Sodium	325 mg
Total Carbohydrate	25 g
Dietary Fiber	2 g
Sugars	7 g
Protein	3 g

Arepas

Islas del Caribe

Porciones: 4 / Tamaño de una Porción: 3 arepas

Esta es la versión de Puerto Rico hecha con harina de maíz. También puede hacer las arepas con masa harina.

```
    3 tazas agua
1/2 cdta de sal
    1 taza harina de maíz blanca o amarilla
    1 taza queso mozzarella sin grasa
    2 cdas aceite canola
```

1. Hierva el agua con la sal. Añada la harina de maíz. Mueva constantemente hasta que la masa se despegue de los lados de la cacerola (olla).

2. Retire del fuego y agruegue el queso. Deje enfriar. Forme en 12 bolas y aplaste cada bola. Caliete en 1 cda de aceite, en un sartén antiadherente, y fria la mitad de las arepas hasta, que se doren. Fría el resto de las arepas con el aceite restante. Fría las arepas 4–5 minutos en cada lado.

Intercambios/Opciones
2 Almidón • 1 Carne con Bajo
Contenido de Grasa • 1 Grasa

Calorías 235
   Calorías de la Grasa . . . 65
Grasa Total . . . . 7.0 g
   Grasa Saturada . . . . 0.6 g
   Grasa Trans . . . . 0.0 g
Colesterol . . . . 5 mg
Sodio . . . . 585 mg
Carbohidrato . . . . 29 g
   Fibra Dietética . . . . 1 g
   Azúcares . . . . 1 g
Proteína . . . . 12 g

Arepas

Caribbean

Serves: 4 / Serving size: 3 arepas

This recipe is the cornmeal version from Puerto Rico. You can also make arepas with masa harina.

    3 cups water
    1/2 tsp salt
    1 cup yellow or white cornmeal
    1 cup fat-free mozzarella cheese
    2 Tbsp canola oil

1. Bring water and salt to a boil, then add cornmeal. Cook, stirring constantly, until dough separates from the sides of the pot.

2. Remove from heat and add cheese. Allow to cool. Shape into 12 balls and flatten each ball. Fry half the arepas in a nonstick frying pan with 1 Tbsp hot oil until golden brown. Then fry second half in remaining oil. Cook arepas 4–5 minutes on each side.

Exchanges/Choices
2 Starch • 1 Lean Meat • 1 Fat

Calories	235
Calories from Fat	65
Total Fat	7.0 g
Saturated Fat	0.6 g
Trans Fat	0.0 g
Cholesterol	5 mg
Sodium	585 mg
Total Carbohydrate	29 g
Dietary Fiber	1 g
Sugars	1 g
Protein	12 g

Tamales con Chiles Guajillos

México

Porciones: 10 / Tamaño de una Porción: 2 tamales

Este plato es reservado para ocasiones especiales.

 1 paquete hojas secas de maíz
 3 lb pechuga de pollo, sin piel
 4 dientes de ajo, pelados
 1 cebolla, pelada y cortada en dos
 8 tazas de agua o caldo de res, casero o enlatado, con poca grasa y sodio
12 chiles guajillos, o a gusto, con las semillas y "costillas" removidas
1/2 taza margarina suave en envase plástico (60-70% aceite vegetal, sin grasa trans)
 3 tazas masa harina
1/4 cdta sal
 1 cda de polvo para hornear
 2 tazas del caldo reservado de la cocción del pollo

1. Se remojan las hojas por varias horas o por la noche. Luego se remueven del agua, se escurren y se secan con una toalla de papel absorbente.

2. En una cacerola grande coloque la carne, 2 dientes de ajo, y 1/2 cebolla. Cubra con agua o caldo y cocine hasta hervir. Cocine hasta que la carne esté blanda, más o menos 1 1/2 hora. Remueva la carne del líquido. Cuele el caldo y remueva los huesos y la grasa. Deshebre la carne y deje reposarla junto con el caldo hasta el momento en que se necesitan.

3. Mientras tanto, se remoja el chile con suficiente agua para cubrirlo por 25–30 minutos o hasta que estén blandos. Si desea, en vez de remojarlos, se pueden cocinar en agua o caldo hasta que estén blandos.

4. Después del remojo o de estar cocidos, se muelen en la licuadora o procesador de alimentos con el ajo y la cebolla. Agregue esta salsa a la carne desmenuzada.

5. En una cacerola grande, se bate la margarina con batidora eléctrica, hasta que quede ligera y esponjosa. Añada los ingredientes secos y bata hasta que la masa quede en pequeñas migajas. Se le agrega caldo de la carne poco a poco y se bate hasta que esté bien esponjosa, unos 15 minutos. Si la masa queda muy seca, se le puede agregar un poco más de caldo.

6. Coloque 2 hojas secas de maíz en direcciones opuestas, la parte ancha de una encima de la otra, creando una zona rectangular en el centro. En esta área, coloque 2 cucharadas de la masa y espárzala sobre el rectángulo con la parte trasera de una cuchara mojada. Coloque 1 cucharada de la carne encima de la masa

7. Con cuidado doble 1 hoja hacia el centro, y a continuación la otra. Las hojas deben de cubrir la masa completamente incluyendo los lados. Amarre los paquetitos con tiras de hojas de maíz o con cordón, si fuera necesario

8. Cocine los tamales en una vaporera de bambú sobre agua hirviendo por unos 90 minutos. Asegúrese de revisar el agua cada 30 minutos.

Intercambios/Opciones
2 Almidón • 3 Carne con Bajo Contenido de Grasa • 1 Grasa

Calorías	320
Calorías de la Grasa	100
Grasa Total	11.0 g
Grasa Saturada	2.3 g
Grasa Trans	0.0 g
Colesterol	55 mg
Sodio	315 mg
Carbohidrato	31 g
Fibra Dietética	4 g
Azúcares	1 g
Proteína	25 g

Tamales with Guajillo Chiles

Mexico

Serves: 10 / Serving size: 2 tamales

This dish is always served for special occasions.

        1 package dried corn husks
        3 lb skinless chicken breast
        4 garlic cloves, peeled
        1 onion, peeled and halved
        8 cups water or low-fat, low-sodium beef or chicken broth, homemade or canned
       12 guajillo chiles, or to taste, seeds and ribs removed
    1/2 cup margarine (soft tub margarine 60–70% vegetable oil, no trans fat)
        3 cups masa harina
    1/4 tsp salt
        1 Tbsp baking powder
        2 cups reserved cooking broth

1. Soak corn husks for several hours or overnight. Remove husks from water, drain, and dry with a clean paper towel.

2. Place meat, 2 garlic cloves, and 1/2 onion in a large pot. Cover with water or broth and bring to a boil. Cook until meat is tender, about 1 1/2 hours. Remove meat from liquid. Strain broth and remove bones and any fat. Shred meat and set aside broth and meat.

3. Meanwhile, soak chiles in enough water to cover for 25–30 minutes or until they are soft. If you prefer, you can simmer chiles in water or broth until soft.

4. Process chiles in blender or food processor with remaining garlic cloves and onion. Add mixture to shredded meat.

5. In a large bowl, beat the margarine with an electric mixer until light and fluffy. Add dry ingredients and beat until mixture is in small crumbs. Slowly add broth, beating until dough is very fluffy, about 15 minutes. If too dry, add more broth.

6. Place 2 corn husks in opposite directions, the wide part of one on top of the other, creating a rectangular zone in the center. In this area, place 2 table-spoons dough and spread it over the rectangle with the back of a wet spoon. Place 1 tablespoon meat on top of the dough.

7. Carefully fold 1 husk toward the center, then the other. The husks should cover the mixture completely, including the sides. Tie packets with strips of corn husks or with string, if necessary.

8. Steam 90 minutes in a bamboo steamer over boiling water. Check water every 30 minutes.

Exchanges/Choices
2 Starch • 3 Lean Meat •1 Fat

Calories	320
Calories from Fat	100
Total Fat	11.0 g
Saturated Fat	2.3 g
Trans Fat	0.0 g
Cholesterol	55 mg
Sodium	315 mg
Total Carbohydrate	31 g
Dietary Fiber	4 g
Sugars	1 g
Protein	25 g

Arroz & Frijoles/
Rice & Beans

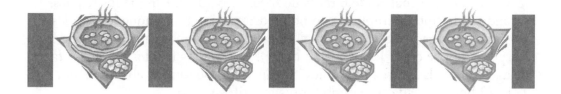

Arroz & Frijoles

En los países latinoamericanos, donde el arroz es parte integral de la dieta, muchas veces se oye decir que si no hay arroz a la hora de la comida, es como no haber comido. Variaciones de mezclas con arroz llegaron de varios países, como el arroz con bacalao (bacalhau) desde Portugal, el arroz con pescado y papas desde Indonesia y el arroz amarillo, asociado con dioses y realeza, desde partes de Asia. Estas mezclas fueron adquiriendo el sabor latino según se les añadieron ingredientes locales, como chiles, tomates, y achiote.

El arroz es una fuente económica de energía para el cuerpo por su contenido de carbohidratos. Como otros cereales, la proteína no es de alta calidad. Al combinar el arroz con otros alimentos como los frijoles, la calidad de la proteína mejora, complementando así su valor nutritivo, en especial en areas donde la carne, el pescado, y los huevos son caros o difíciles de encontrar. Los frijoles son conocidos en latinoamérica por una multitud de nombres como habichuelas, porotos, etc. Su cultivo con el maíz, el cual se usa para darle apoyo a las plantas de frijoles, comenzó milenios atrás. Semillas encontradas en los Andes, datan de unos 8,000 años atrás. Las habichuelas blancas, pintas, negras, rojas y las habas son nativas de las Américas.

¡No abandone los frijoles por falta de tiempo! Hoy en día, con todas las responsabilidades del hogar y del trabajo fuera del hogar, muchas personas dejan de comer habichuelas porque no tienen tiempo para prepararlas. Tradicionalmente, la preparación de las habichuelas secas toma unas cuantas horas ya que se remojan por la noche para reducir el tiempo que toman en cocinarse y permitir que las sustancias que producen gas se disuelvan en el agua. Luego se cocinan con los condimentos favoritos. Hay un método mucho más rápido para cocinar los frijoles secos. Use el método tradicional o el rápido descritos a continuación, para cocinar sus frijoles.

❖ **Método tradicional.** Se mide la cantidad de frijoles que se necesitan (1 lb es igual a 2 tazas, lo cual rinde 6 tazas de frijoles cocidos). Limpie los frijoles, sacando todo tipo de impureza como piedritas y también saque los frijoles partidos y arrugados. Se remojan en 10 tazas de agua por cada 2 tazas de frijoles, por la noche o por lo menos 12 horas). Escurra los frijoles y añada 5 tazas de agua por cada 2 tazas de frijoles. Se hierven hasta que se ablanden, por 1–1 1/2 horas. Añada sus condimentos favoritos y sirva.

❖ **Método Rápido.** En una olla grande, añada 10 tazas de agua tibia por cada 2 tazas de frijoles secos. Cocine hasta hervir y hierva por 2–3 minutos. Remueva del fuego, cubra y deje reposar por lo menos 1 hora. Bote esa agua y vuelva a cocinar con agua fresca dejando hervir hasta que se ablanden, aproximadamente 2–2 1/2 horas. Añada sus condimentos favoritos y sirva.

Rice & Beans

Latin Americans frequently comment that a meal without rice is like not having a meal. Variations of rice mixtures came to Latin America from several countries: rice with cod from Portugal; rice with fish and potatoes from Indonesia; yellow rice, associated with gods and royalty, from Asia. Once in America, the local flavors of chiles, tomatoes, and annatto made the dishes uniquely Latin.

The carbohydrate content of rice makes it an inexpensive source of energy. However, as with other cereal grains, the protein in rice is incomplete (missing some protein parts called amino acids). But rice combined with beans forms a complete protein and has supplied adequate nutrition for many centuries, especially in areas where meat, fish, and eggs were scarce or expensive. Bean cultivation with corn (used to support the bean stalks) started thousands of years ago; bean seeds found in the Andes date back about 8,000 years. Beans are known as "frijoles," "habichuelas," and "porotos" in Latin America; native varieties include white, pinto, red, and lima beans.

Don't give up eating beans because you are too busy! Today, with greater responsibilities at home and more work away from home, many people stop eating beans because they don't have time to prepare them. Dried beans are traditionally soaked in water for many hours to reduce cooking time and break down gas-producing substances. They are then cooked with spices. There is a quicker method to cook dried beans. Use either the traditional or quick method below to cook your beans.

❖ **Traditional method.** Measure the amount of dried beans you need (1 lb equals 2 cups, which makes 6 cups cooked). Rinse the beans and remove any beans that are split or wrinkled and take out other impurities, such as little rocks. Soak in 10 cups of water for every 2 cups of bean overnight or at least 12 hours. Drain beans and add 5 cups of water for every 2 cups of beans. Then boil until tender, about 1–1 1/2 hours. Season and serve.

❖ **Quick method.** In a large stockpot, add 10 cups of warm water for every 2 cups of dried beans. Bring to a boil and boil 2–3 minutes. Remove from heat, cover, and allow to rest for at least 1 hour. Return to heat and boil until tender, about 2–2 1/2 hours. Season and serve.

Arroz & Frijoles

Rice & Beans

Arroz Blanco Gustoso

Sur América

Porciones: 6 / Tamaño de una Porción: 1/2 taza

El pimiento rojo se ve muy bonito en este platillo.

```
    2 tazas agua
    1 cda aceite de oliva
  1/2 taza cebolla, picada
    2 dientes de ajo, machacado
    1 pimiento dulce estilo Bell rojo, picado
    1 taza arroz, grano largo
  1/2 cdta de sal
```

1. Ponga agua a hervir. En un sartén mediano caliente el aceite a fuego mediano. Sofría la cebolla y el ajo por 3–5 minutos.

2. Agregue el pimiento (chile dulce), y el arroz y sofría por 2–3 minutos, revolviendo frecuentemente. Añada el agua hirviendo y la sal.

3. Vuelva a hervir, cubra, reduzca el fuego, y cocine por 20 minutos.

Intercambios/Opciones
2 Almidón

Calorías	155
Calorías de la Grasa	20
Grasa Total	2.5 g
Grasa Saturada	0.4 g
Grasa Trans	0.0 g
Colesterol	0 mg
Sodio	195 mg
Carbohidrato	30 g
Fibra Dietética	1 g
Azúcares	2 g
Proteína	3 g

Savory White Rice

South America

Serves: 6 / Serving size: 1/2 cup

Red bell pepper is pretty in this dish.

      2 cups water
      1 Tbsp olive oil
  1/2 cup chopped onion
      2 garlic cloves, minced
      1 medium red bell pepper, seeded and diced
      1 cup long-grain rice
  1/2 tsp salt

1. Set water to boil. Heat oil in a medium saucepan over medium heat. Sauté onion and garlic 3–5 minutes.

2. Add pepper and rice and sauté 2–3 minutes, stirring frequently. Stir rice and salt into boiling water.

3. Cover, lower heat, and cook 20 minutes.

Exchanges/Choices
2 Starch

Calories 155
   Calories from Fat 20
Total Fat . . . . 2.5 g
   Saturated Fat . . . . 0.4 g
   Trans Fat . . . . 0.0 g
Cholesterol . . . . 0 mg
Sodium . . . . 195 mg
Total Carbohydrate . . . 30 g
   Dietary Fiber . . . . 1 g
   Sugars . . . . 2 g
Protein . . . . 3 g

Arroz con Frijoles Negros & Tocineta

Cuba

Porciones: 4 / Tamaño de una Porción: 1 taza

Cuando niña unos vecinos cubanos compartían de éste arroz con nosotros. Siempre me gustó mucho, y hoy en día lo preparo para mi familia.

- 2 tazas agua
- 1 cda aceite canola
- 1/4 taza cebolla picada fina
- 3 dientes de ajos machacados
- 1/4 taza pimiento dulce estilo Bell rojo, picado
- 2 cdas cilantro picado
- 1 taza arroz, grano largo
- 1/4 taza salsa tomate
- 1 taza habichuelas negras enlatados, enjuagados y escurridos
- 1/2 cdta de sal
- 4 lonjas de tocineta, cocidas y en pedazos, escurridas
- 6 tiras de pimiento morrón español

1. Ponga agua a hervir. En un sartén mediano caliente el aceite a fuego mediano. Sofría por 2–3 minutos, la cebolla, el ajo, el pimiento, el cilantro, y el arroz.

2. Añada la salsa de tomate y las habichuelas. Mezcle y cocine por 2–3 minutos. Añada el agua hirviendo, la sal, y la tocineta y cocine a fuego moderado hasta que se evapore la mayor parte del agua.

3. Cubra y cocine por 10 minutos, revuelva solamente una o dos veces, hasta que el arroz esté tierno. Adorne con tiras de pimiento morrón español.

Intercambios/Opciones
3 1/2 Almidón • 1 Grasa

Calorías	320
Calorías de la Grasa	65
Grasa Total	7.0 g
Grasa Saturada	1.3 g
Grasa Trans	0.0 g
Colesterol	5 mg
Sodio	575 mg
Carbohidrato	54 g
Fibra Dietética	5 g
Azúcares	3 g
Proteína	11 g

Rice with Black Beans & Bacon

Cuba

Serves: 4 / Serving size: 1 cup

When I was a child our Cuban neighbors shared this rice with us. They called it Congri. I always liked it, and today I prepare it for my family.

    2 cups water
    1 Tbsp canola oil
    1/4 cup finely chopped onion
    3 garlic cloves, minced
    1/4 cup finely chopped green or red bell pepper
    2 Tbsp chopped cilantro
    1 cup long-grain rice
    1/4 cup tomato sauce
    1 cup cooked black beans or canned, rinsed, and drained
    1/2 tsp salt
    4 strips bacon, diced, cooked, and drained
    6 pimiento strips

1. Set water to boil. Heat oil in a medium saucepan over medium heat. Sauté onion, garlic, pepper, cilantro, and rice 2–3 minutes.

2. Stir in tomato sauce and beans. Cook for 2–3 minutes. Add boiling water, salt, and bacon. Cover, reduce heat, and simmer for 20 minutes.

3. Garnish serving bowl with pimiento strips.

Exchanges/Choices
3 1/2 Starch • 1 Fat

Calories	320
Calories from Fat	65
Total Fat	7.0 g
Saturated Fat	1.3 g
Trans Fat	0.0 g
Cholesterol	5 mg
Sodium	575 mg
Total Carbohydrate	54 g
Dietary Fiber	5 g
Sugars	3 g
Protein	11 g

Arroz con Gandules

Puerto Rico

Porciones: 4 / Tamaño de una Porción: 1 taza

En Puerto Rico, el arroz con gandules es sinónimo de la Navidad. En otras partes de Centro América los gandules también se conocen como gandues, gandures o gandules de palo. Las hojas de culantro y el ají dulce se pueden conseguir en las tiendas latinas. También puede sustituir el ají dulce con pimientos dulces—el ají sudamericano puede ser picante.

1 cda aceite oliva
3 cdas de sofrito (véase la receta en la página 30)
3 ajíes dulces caribeños, si están disponibles, sin semillas, picados finos
2 hojas de culantro caribeño, picadas finas
1 taza arroz, grano largo
6 oz de chuletas cerdo, deshuesadas, picadas en pedazos pequeños
1/2 taza salsa tomate (jitomate)
1 taza gandules verdes enlatados, enjuagados y escurridos
2 tazas agua
1/2 cdta sal
1/4 cdta achiote en polvo (Bijol)
6 rebanadas de pimientos morrones, estilo español

1. Caliente el aceite en un sartén mediano a fuego mediano. Cocine el sofrito, los ajíes, hojas de culantro, el arroz, y las chuletas por 4–5 minutos.

2. Agruege la salsa de tomate y los gandules. Sofría por 2–3 minutos, revolviendo frecuentemente.

3. Añada el agua, sal, y el achiote en polvo. Dele un hervor, tape y cueza a fuego lento hasta que el arroz haya absorbido la mayor parte del líquido, 20–25 minutos. Adorne con las rebanadas de pimientos morrones.

Intercambios/Opciones
3 1/2 Almidón • 1 Carne con Bajo Contenido de Grasa • 1/2 Grasa

Calorías	345
Calorías de la Grasa	65
Grasa Total	7.0 g
Grasa Saturada	1.6 g
Grasa Trans	0.0 g
Colesterol	20 mg
Sodio	575 mg
Carbohidrato	54 g
Fibra Dietética	5 g
Azúcares	4 g
Proteína	16 g

Rice with Pigeon Peas

Puerto Rico

Serves: 4 / Serving size: 1 cup

In Puerto Rico, rice with pigeon peas is served at Christmastime. In Spanish pigeon peas are called gandues, gandures, or gandules de palo. The sweet ají peppers and culantro leaves called for in this recipe are available in Latin markets. You can use 1 medium bell pepper instead of the sweet ajís in this recipe—South American ajís will be too hot!

> 1 Tbsp olive oil
> 3 Tbsp sofrito (see recipe, page 31)
> 3 sweet Caribbean ají peppers, seeded and finely minced
> 2 Caribbean culantro leaves, if available, finely minced
> 1 cup long-grain rice
> 6 oz boneless pork chops, cut into bite-sized pieces
> 1/2 cup tomato sauce
> 1 cup canned pigeon peas, rinsed and drained
> 2 cups water
> 1/2 tsp salt
> 1/4 tsp ground annatto (Bijol)
> 6 pimiento strips

1. Heat oil in medium saucepan over medium heat. Sauté sofrito, ají peppers, culantro leaves, rice, and pork for 4–5 minutes.
2. Add tomato sauce and pigeon peas. Sauté 2–3 minutes, stirring frequently.
3. Add water, salt, and annatto. Bring to a boil, then cover, reduce heat, and simmer until rice is tender, 20–25 minutes. Garnish serving dish with pimiento strips.

Exchanges/Choices
3 1/2 Starch • 1 Lean Meat • 1/2 Fat

Calories	345
Calories from Fat	65
Total Fat	7.0 g
Saturated Fat	1.6 g
Trans Fat	0.0 g
Cholesterol	20 mg
Sodium	575 mg
Total Carbohydrate	54 g
Dietary Fiber	5 g
Sugars	4 g
Protein	16 g

Arroz de Color

Guatemala

Porciones: 8 / Tamaño de una Porción: 1/2 taza

Este plato se ve muy alegre adornando una mesa de fiesta.

        1 cda aceite canola
    1/4 taza cebolla picada fina
        1 diente de ajo molido
        1 taza arroz, grano largo
    1/4 taza zanahorias en trozos pequeños
    1/4 taza chiles dulces, rojos/verdes, en trozos pequeños
    1/4 taza maíz tierno, fresco o congelado
    1/4 taza guisantes dulces o petite-pois
        2 tazas caldo de pollo bajo en grasa y sodio
    1/4 cdta sal
    1/8 cdta pimienta negra

1. Caliente el aceite en un sartén mediano a fuego mediano. Sofría la cebolla, el ajo, y el arroz por 4–5 minutos, revolviendo constantemente.

2. Añada el resto de los ingredientes y deje hervir. Tape y cocine a fuego lento por 20 minutos hasta que el arroz este tierno.

Intercambios/Opciones
1 1/2 Almidón

Calorías	125
Calorías de la Grasa . . .	20
Grasa Total	2.0 g
Grasa Saturada	0.2 g
Grasa Trans	0.0 g
Colesterol	0 mg
Sodio	100 mg
Carbohidrato	23 g
Fibra Dietética	1 g
Azúcares	1 g
Proteína	3 g

Colorful Rice

Guatemala

Serves: 8 / Serving size: 1/2 cup

This dish looks so festive on a holiday table.

1 Tbsp canola oil
1/4 cup finely chopped onion
1 garlic clove, minced
1 cup long-grain rice
1/4 cup finely diced carrots
1/4 cup finely chopped green or red bell pepper
1/4 cup frozen corn
1/4 cup fresh or frozen peas
2 cups low-fat, low-sodium chicken broth
1/4 tsp salt
1/8 tsp black pepper

1. Heat oil in medium saucepan over medium heat. Sauté onion, garlic, and rice for 4–5 minutes, stirring constantly.

2. Add remaining ingredients and bring to a boil. Reduce heat to low, cover, and simmer 20 minutes or until rice is tender.

Exchanges/Choices
1 1/2 Starch

Calories	125
Calories from Fat	20
Total Fat	2.0 g
Saturated Fat	0.2 g
Trans Fat	0.0 g
Cholesterol	0 mg
Sodium	100 mg
Total Carbohydrate	23 g
Dietary Fiber	1 g
Sugars	1 g
Protein	3 g

Arroz Integral con Frijoles Blancos

Porciones: 4 / Tamaño de una Porción: 1/4 taza

1 cdta de aceite de oliva
1/2 taza de cebolla picada
1 diente de ajo machacado
1/2 zanahoria en cubitos
1/2 cdta de albahaca seca
1 taza de frijoles blancos, precocidos, enjuagados en caso de ser de lata
1 taza de arroz integral
2–2 1/2 tazas de caldo de vegetales, bajo en grasa y sodio
1/4 taza de chícharos (arvejas, guisantes) dulces congelados
2 rebanadas de tocino (tocineta), cocida, escurrida, cortadas en pedazos de 1 pulgada (opcional)

1. Caliente el aceite y sofría la cebolla y el ajo de 2 a 3 minutos.
2. Agregue la zanahoria, la albahaca y los frijoles. Sofríalos de 2 a 3 minutos.
3. Agregue el arroz. Revuélvalo bien. Agregue el caldo y cocínelo a fuego bajo de 40 a 45 minutos o hasta que se absorba todo.
4. En un sartén, cocine el tocino para derretirle la grasa. Escúrralo en toallas de papel.
5. Una vez cocido el arroz, agregue los chícharos y el tocino. Mézclelos bien con el arroz. Cocine el arroz otros 5 minutos.
6. Sírvalo con una porción de carne y con una ensalada de hojas verdes.

Intercambios/Opciones
3 Almidón • 1 Vegetal

Calorías	270
Calorías de la Grasa	20
Grasa Total	2.5 g
Grasa Saturada	0.5 g
Grasa Trans	0.0 g
Colesterol	0 mg
Sodio	90 mg
Carbohidrato	52 g
Fibra Dietética	6 g
Azúcares	3 g
Proteína	9 g

Brown Rice with White Beans

Serves: 4 / Serving Size: 1/4 recipe

           1 tsp olive oil
      1/2 cup chopped onion
           1 crushed garlic clove
      1/2 diced carrot
      1/2 tsp dried basil
           1 cup white beans, pre-cooked, if canned, rinse
           1 cup brown rice
   2–2 1/2 cups vegetable broth, low in fat and sodium
      1/4 cup frozen sweet peas
           2 bacon slices, cooked, drained, and cut into 1-inch pieces (optional)

1. Heat oil and sauté the onion and garlic for 2–3 minutes.
2. Add the carrot, basil and beans. Sauté for 2–3 minutes.
3. Add rice. Stir until well mixed. Add the broth and cook over low heat for 40–45 minutes or until all broth has been absorbed.
4. In a skillet, render the fat out of the bacon. Drain on a paper towel.
5. When the rice is cooked, add the sweet peas and the bacon. Mix well with the rice. Cook for another 5 minutes.
6. Serve with a serving of meat and a green salad.

Exchanges/Choices
3 Starch • 1 Vegetable

Calories	270
Calories from Fat	20
Total Fat	2.5 g
Saturated Fat	0.5 g
Trans Fat	0.0 g
Cholesterol	0 mg
Sodium	90 mg
Total Carbohydrate	52 g
Dietary Fiber	6 g
Sugars	3 g
Protein	9 g

Paella de Verduras Estilo Doña Yaya

Uruguay

Porciones: 5 / Tamaño de una Porción: 1 taza

Doña Herminia Fernández Blanco, doña Yaya, nació en España y ha pasado la mayor parte de su vida adulta en Uruguay. Doña Yaya considera la paella su especialidad y un plato ideal para preparar al aire libre con familia y amistades. Una paellera ayuda a obtener el producto deseado. Las versiones más reconocidas incluyen mariscos o pollo. Esta receta me llamó la atención por solo incluir verduras.

1 cda aceite oliva
1 pimiento dulce estilo Bell rojo, picado mediano cortado en 4 pedazos
1/2 taza habichuelas verdes tiernas (ejotes), frescas o congeladas,
    en pedazos de 1/2 pulgada
1 tomate mediano, pelado y cortado en cubitos
1 taza de arroz, grano corto
6 dientes de ajos, machacados
1/2 cdta perejil fresco picado
1/4 cdta achiote (Bijol) en polvo
1/2 cdta sal
2 tazas agua
1/2 taza habas (frijoles) de Lima, enlatadas, enjuagadas y escurridas
1/2 taza de corazones de alcachofa (alcaucil) enlatados, escurridos y picados

Intercambios/Opciones
2 1/2 Almidón • 1 Vegetal

Calorías	215
Calorías de la Grasa	25
Grasa Total	3.0 g
Grasa Saturada	0.5 g
Grasa Trans	0.0 g
Colesterol	0 mg
Sodio	320 mg
Carbohidrato	41 g
Fibra Dietética	4 g
Azúcares	2 g
Proteína	5 g

1. Caliente el aceite en un sartén mediano a fuego mediano. Sofría el pimiento y las habichuelas tiernas (ejotes) por 2 minutos.

2. Agregue el resto de los ingredientes, excepto las habas y la alcachofa, y lleve a hervir. Tape, reduzca el fuego, y deje hervir suavemente por 20 minutos.

3. Añada las habas y la alcachofa, tape, y cocine por 5 minutos adicionales.

Yaya's Vegetable Paella

Uruguay

Serves: 5 / Serving size: 1 cup

Herminia Fernández Blanco, Yaya, was born in Spain and has spent most of her adult life in Uruguay. Yaya considers paella her specialty and the ideal dish for outdoor cooking. The special "paellera," a skillet-like dish designed for cooking paella, can help you make a fluffy, flavorful paella. Most paellas contain seafood or chicken, but this vegetarian variation caught my attention.

        1 Tbsp olive oil
        1 medium green bell pepper, cut in 4 pieces
    1/2 cup fresh green beans, cut in 1/2-inch pieces (or use frozen)
        1 medium tomato, peeled and diced
        1 cup short-grain rice
        6 garlic cloves, crushed
    1/2 tsp chopped fresh parsley
    1/4 tsp ground annatto
    1/2 tsp salt
        2 cups water
    1/2 cup canned lima beans, rinsed and drained
    1/2 cup drained and chopped canned artichoke hearts

1. Heat oil in medium frying pan over medium heat. Sauté pepper and green beans for 2 minutes.

2. Add remaining ingredients except lima beans and artichoke hearts and bring to a boil. Cover, reduce heat, and simmer 20 minutes.

3. Add lima beans and artichokes, stir, cover, and cook 5 more minutes.

Exchanges/Choices
2 1/2 Starch • 1 Vegetable

Calories	215
Calories from Fat	25
Total Fat	3.0 g
Saturated Fat	0.5 g
Trans Fat	0.0 g
Cholesterol	0 mg
Sodium	320 mg
Total Carbohydrate	41 g
Dietary Fiber	4 g
Sugars	2 g
Protein	5 g

Arroz con Bacalao

Centro América y el Caribe

Porciones: 8 / Tamaño de una Porción: 1/2 taza

Cuando niña mi abuela hablaba sobre las condiciones económicas difíciles en Puerto Rico, a fines del siglo 19 y principios del siglo 20. Se recordaba ella que en aquellos entonces medio kilo de bacalao costaba 3 centavos. Por muchos años, el bacalao salado se consideraba la comida de los pobres. Hoy en día, su costo es similar a los cortes de carnes y en algunos lugares, es difícil conseguirlo, excepto durante la Cuaresma.

1/4 lb filete de bacalao salado
1 cda aceite canola
1 cebolla mediana, picada
1/2 pimiento dulce estilo Bell rojo, picado
2 ajíes dulces, si hay disponibles, o 1/2 pimiento verde picado y sin semillas
2 tomates (jitomates), pelados y picados
2 dientes de ajos, machacados
6 aceitunas (enteras o rebanadas)
1/2 cdta achiote en polvo
2 tazas de agua
1 taza arroz, grano largo
6 tiras de pimentos morrones, estilo español

1. Remoje el bacalao en agua fría por lo menos 12 horas en el refrigerator. Cambie el agua varias veces. Limpie y parta el bacalao en trozos pequeños.

2. Caliente el aceite en una cacerola mediana a fuego mediano. Sofría la cebolla, pimiento, tomates, y ajo por 4–5 minutos. Agruegue el bacalao, aceitunas, y el achiote y sofría por 3–4 minutos.

3. Añada agua y hierva. Agregue el arroz, tape, y cocine a fuego lento por 20 minutos. Adorne con tiras de pimientos morrones.

Intercambios/Opciones
1 1/2 Almidón • 1 Vegetal

Calorías	145
Calorías de la Grasa	20
Grasa Total	2.5 g
Grasa Saturada	0.3 g
Grasa Trans	0.0 g
Colesterol	5 mg
Sodio	350 mg
Carbohidrato	25 g
Fibra Dietética	2 g
Azúcares	3 g
Proteína	6 g

Rice with Salted Codfish

Central America and the Caribbean

Serves: 8 / Serving size: 1/2 cup

When I was a child, my grandmother talked about the difficult economic conditions in Puerto Rico when she was a child. Half a kilo of salted codfish was 3 "céntimos" (Spanish currency comparable to today's small change). For many years, salted codfish was considered food for the poor. Today, it costs as much as meat and is difficult to find in some places, except during Lent.

1/4 lb salted codfish filet
1 Tbsp canola oil
1 medium onion, peeled and chopped
1/2 medium red bell pepper, seeded and chopped
2 sweet ají peppers, seeded and chopped, if available, or
   1/2 medium green bell pepper, seeded and chopped
2 medium tomatoes, peeled and diced
2 garlic cloves, crushed
6 stuffed olives, whole or sliced
1/2 tsp ground annatto
2 cups water
1 cup long-grain rice
6 pimiento strips

1. Soak codfish in cold water in the refrigerator for at least 12 hours. Change the water several times. Clean and cut codfish into small pieces.

2. Heat oil in medium saucepan over medium-high heat. Sauté onion, peppers, tomatoes, and garlic for 4–5 minutes. Add codfish, olives, and annatto and sauté for 3–4 minutes.

3. Add water and bring to a boil. Stir in rice, cover, lower heat, and simmer for 20 minutes. Garnish serving bowl with pimiento strips.

Exchanges/Choices
1 1/2 Starch • 1 Vegetable

Calories	145
Calories from Fat	20
Total Fat	2.5 g
Saturated Fat	0.3 g
Trans Fat	0.0 g
Cholesterol	5 mg
Sodium	350 mg
Total Carbohydrate	25 g
Dietary Fiber	2 g
Sugars	3 g
Protein	6 g

Frijoles Rosados

Puerto Rico

Porciones: 4 / Tamaño de una Porción: 1/2 taza

Tradicionalmente, las habichuelas rosadas se sirven con arroz blanco y pollo.

    1 cda aceite de oliva
    1 cda sofrito (véase la receta en la página 30)
    4 oz jamón cocido y bajo en grasa, en cuadritos
    1/4 taza salsa tomate (jitomate)
    1 15-oz lata de habichuelas rosadas, escurridas y enjuagadas
    3/4 taza agua
    1/2 taza papas o calabaza, crudas y picadas en cuadritos finos
    2 cdas cilantro picado

1. Caliente el aceite en una cacerola mediana a fuego mediano-alto. Añada el sofrito y el jamón y cocine por 2–3 minutos.
2. Añada la salsa de tomate, habichuelas, y agua. Deje hervir. Añada las papas o la calabaza y el cilantro. Cocine por 20 minutos o hasta que se espese.

Intercambios/Opciones
1 1/2 Almidón • 1 Carne con Bajo Contenido de Grasa • 1/2 Grasa

Calorías	180
Calorías de la Grasa	45
Grasa Total	5.0 g
Grasa Saturada	0.8 g
Grasa Trans	0.0 g
Colesterol	15 mg
Sodio	475 mg
Carbohidrato	24 g
Fibra Dietética	4 g
Azúcares	3 g
Proteína	12 g

Pink Beans

Puerto Rico

Serves: 4 / Serving size: 1/2 cup

This dish is traditionally served with chicken and white rice.

    1 Tbsp olive oil
    1 Tbsp sofrito (see recipe, page 31)
    4 oz cooked lean ham, cubed
    1/4 cup tomato sauce
    1 15-oz can pink beans, rinsed and drained
    3/4 cup water
    1/2 cup raw potatoes or squash, finely cubed
    2 Tbsp chopped cilantro

1. Heat oil in a medium saucepan over medium-high heat. Add the sofrito and ham and cook for 2–3 minutes.
2. Add tomato sauce, beans, and water. Bring to a boil. Add the potatoes or squash and cilantro. Cook 20 minutes or until thick.

Exchanges/Choices
1 1/2 Starch • 1 Lean Meat •
1/2 Fat

Calories	180
Calories from Fat	45
Total Fat	5.0 g
Saturated Fat	0.8 g
Trans Fat	0.0 g
Cholesterol	15 mg
Sodium	475 mg
Total Carbohydrate	24 g
Dietary Fiber	4 g
Sugars	3 g
Protein	12 g

Frijoles Negros

Cuba

Porciones: 12 / Tamaño de una Porción: 1/2 taza

Si desea puede moler todos los ingredientes del sofrito antes de añadir a las habichuelas o los puede dejar en trozos.

> 1 lb habichuelas negras
> 1/2 cebolla, picada en cuatro
> 1 diente de ajo entero, pelado
> 1 hoja de laurel
> 1/2 pimiento dulce estilo Bell rojo, picado
> 1/4 taza sofrito (véase la receta en la página 30)
> 2 cdas cilantro picado
> 1 cda vinagre
> 1 cdta azúcar

1. Ablandar las habichuelas por el método descrito en la página 208. Añada cebolla, ajo, hoja de laurel, y pimiento al agua y remueva estos ingredientes cuando las habichuelas se ablanden.

2. Añada sofrito y cilantro. Añada el vinagre y azúcar, si va a usarlo. Hierva a fuego lento y sirva.

3. Algunas personas remueven 1 taza de habichuelas, las majan, las regresan a la olla y las hierven por 5 minutos adicionales. Esto espesa las habichuelas.

Intercambios/Opciones

1 Almidón • 1 Carne con Bajo
Contenido de Grasa

Calorías	115
Calorías de la Grasa	0
Grasa Total	0.0 g
Grasa Saturada	0.1 g
Grasa Trans	0.0 g
Colesterol	0 mg
Sodio	0 mg
Carbohidrato	21 g
Fibra Dietética	8 g
Azúcares	2 g
Proteína	8 g

Black Beans

Cuba

Serves: 12 / Serving size: 1/2 cup

You can purée the sofrito before adding it to these beans or leave the sofrito chunky.

   1 lb black beans
1/2 onion, cut in 4 pieces
   1 garlic clove, whole, peeled
   1 bay leaf
1/2 green or red bell pepper
1/4 cup sofrito (see recipe, page 31)
   2 Tbsp chopped cilantro
   1 Tbsp vinegar
   1 tsp sugar

1. Soak and cook beans as described on page 209. Add onion, garlic, bay leaf, and pepper to water and remove them after beans are tender.
2. Stir in sofrito and cilantro. Add vinegar and sugar, if using. Heat beans and serve.
3. For thicker beans, remove and mash 1 cup of beans. Return them to pot and cook over medium heat for 5 minutes.

Exchanges/Choices
1 Starch • 1 Lean Meat

Calories	115
Calories from Fat	0
Total Fat	0.0 g
Saturated Fat	0.1 g
Trans Fat	0.0 g
Cholesterol	0 mg
Sodium	0 mg
Total Carbohydrate	21 g
Dietary Fiber	8 g
Sugars	2 g
Protein	8 g

Frijoles Refritos en Olla

México

Porciones: 4 / Tamaño de una Porción: 1/2 taza

Utilize pimientos rojos y verdes para un platillo festivo.

Frijoles de Olla
1/2 lb frijoles (habichuelas), pintas o rosadas
5 tazas agua
1/2 cda aceite canola
1/2 cebolla mediana, picada en trozos grandes
1/4 cdta sal

Frijoles Refritos
1 cda aceite canola
1/2 taza cebolla, picada fina
2 dientes de ajo, picados
1/4 taza pimiento dulce estilo Bell rojo, picado
2 tazas frijoles de olla (de arriba)
1/4 taza del líquido utilizado para ablandar los frijoles (de arriba)
1/2 cdta comino, en polvo
1/2 cdta sal
1 cdta chile en polvo o ají prenasado

1. Para frijoles de olla, enjuague y remueva cualquier impureza de los frijoles, tales como piedritas. Combine frijoles, agua, aceite, y cebolla en una olla grande.

2. Cubra y hierva. Baje el fuego y hierva a fuego lento por 2 horas o hasta que los frijoles esten blandos.

3. Agregue la sal y hierva por 20–25 minutos. Estos frijoles deben quedar con bastante líquido.

4. Para frijoles refritos, caliente el aceite en un sartén mediano a fuego mediano-alto y sofría la cebolla, ajo, y el pimiento por 3–5 minutos.

5. Agregue el resto de los ingredientes. Deje hervir suavemente por 10–15 minutos.

6. Maje o haga un puré con los frijoles. Continue hirviendo a fuego lento hasta que espesen los frijoles, unos 5–10 minutos.

Intercambios/Opciones
1 1/2 Almidón • 1 Carne con Bajo Contenido de Grasa • 1/2 Grasa

Calorías	185
Calorías de la Grasa	40
Grasa Total	4.5 g
Grasa Saturada	0.4 g
Grasa Trans	0.0 g
Colesterol	0 mg
Sodio	345 mg
Carbohidrato	28 g
Fibra Dietética	9 g
Azúcares	2 g
Proteína	9 g

Refried Pot Beans

Mexico

Serves: 4 / Serving size: 1/2 cup

Use green and red bell pepper for a colorful dish.

Pot Beans
1/2 lb pinto beans
5 cups water
1/2 Tbsp canola oil
1/2 medium onion, chopped in large chunks
1/4 tsp salt

Refried Pot Beans
1 Tbsp canola oil
1/2 cup finely chopped onion
2 garlic cloves, minced
1/4 cup chopped bell pepper
2 cups Pot Beans (from above)
1/4 cup Pot Beans liquid (from above)
1/2 tsp cumin
1/2 tsp salt
1 tsp chile powder or crushed red pepper

1. To make pot beans, rinse the beans and remove any impurities such as tiny rocks. Combine beans, water, oil, and onion in a large stockpot.
2. Cover and bring to a boil. Lower the heat and simmer for 2 hours or until the beans are tender.
3. Add salt and simmer for 20–25 minutes.
4. To make refried beans, heat oil in a medium skillet over medium-high heat and sauté the onion, garlic, and bell pepper for 3–5 minutes.
5. Add remaining ingredients. Simmer 10–15 minutes.
6. Mash or purée in a blender. Continue simmering until beans thicken, about 5–10 minutes.

Exchanges/Choices
1 1/2 Starch • 1 Lean Meat • 1/2 Fat

Calories	185
Calories from Fat	40
Total Fat	4.5 g
Saturated Fat	0.4 g
Trans Fat	0.0 g
Cholesterol	0 mg
Sodium	345 mg
Total Carbohydrate	28 g
Dietary Fiber	9 g
Sugars	2 g
Protein	9 g

Frijoles Refritos Rápidos

Porciones: 5 / Tamaño de una Porción: 1/2 taza

Doña Carmen ha sido cómo una segunda madre para mí por muchos años.
Muchos años atrás, doña Carmen me enseñó como hacer frijoles refritos.
Después de varias adaptaciones, mi familia prefiere los que aquí describo. La
receta es simple y se puede preparar aún en un día de semana. Estos frijoles son
mucho más deliciosos que los enlatados.

        1 cda aceite canola
    1/4 taza cebolla, picada
        2 dientes de ajo, machacados
    1/2 pimiento dulce estilo Bell rojo, picado
    1/4 cdta chile en polvo o ají prenasado
    1/4 cdta comino, en polvo
    1/4 cdta semillas de cilantro, en polvo
        2 latas de 15 onzas cada una de frijoles negros, enjuagados y escurridos
        1 taza caldo de pollo, bajo en grasa y sodio
    1/2 cdta sal
        2 cdas cilantro picado (opcional)
        2 cdas cebollas picadas (opcional)

1. Caliente el aceite en un sartén mediano a fuego mediano-alto y sofría las
   cebolla, ajo, y pimiento por 3–5 minutos.

2. Añada el chile picoso en polvo, comino, y el cilantro y sofría 1–2 minutos.

3. Agregue las habichuelas, el caldo, y la sal y cocine por 3–5 minutos.

4. Maje las habichuelas con un majador de papas
o tenedor. Baje a fuego lento y cocine por 10–15
minutos, revolviendo varias veces hasta que los
frijoles queden espesos. Adorne con cilantro y
cebollas, si desea.

Intercambios/Opciones
1 1/2 Almidón • 1 Carne con Bajo
Contenido de Grasa

Calorías 165	
Calorías de la Grasa . . . 30	
Grasa Total . . . . 3.5 g	
Grasa Saturada . . . . 0.4 g	
Grasa Trans . . . . 0.0 g	
Colesterol . . . . 0 mg	
Sodio . . . . 375 mg	
Carbohidrato . . . . 25 g	
Fibra Dietética . . . . 9 g	
Azúcares . . . . 3 g	
Proteína . . . . 9 g	

Quick Refried Beans

Serves: 5 / Serving size: 1/2 cup

Doña Carmen has been a second mother to me. Many years ago, Carmen taught me the traditional way to prepare refried beans. But when I'm in a hurry, this recipe is a pretty good substitute! These beans are much better than canned refried beans.

> 1 Tbsp canola oil
> 1/4 cup chopped onion
> 2 garlic cloves, minced
> 1/2 green or red bell pepper, chopped
> 1/4 tsp chile powder or crushed red pepper
> 1/4 tsp cumin
> 1/4 tsp cilantro seeds (ground coriander)
> 2 15-oz cans black beans, rinsed and drained
> 1 cup low-fat, low-sodium chicken broth
> 1/2 tsp salt
> 2 Tbsp chopped cilantro (optional)
> 2 Tbsp chopped onions (optional)

1. Heat oil in a medium skillet over medium-high heat and sauté the onion, garlic, and bell pepper for 3–5 minutes.
2. Add the chile flakes, cumin, and cilantro and sauté 1–2 minutes.
3. Add beans, chicken broth, and salt and cook 3–5 minutes.
4. Mash beans with a fork or potato masher. Reduce heat to low and cook for 10–15 minutes, stirring several times, until beans are thick. Garnish with cilantro and onions, if desired.

Exchanges/Choices
1 1/2 Starch • 1 Lean Meat

Calories	165
Calories from Fat	30
Total Fat	3.5 g
Saturated Fat	0.4 g
Trans Fat	0.0 g
Cholesterol	0 mg
Sodium	375 mg
Total Carbohydrate	25 g
Dietary Fiber	9 g
Sugars	3 g
Protein	9 g

Frijoles Blancos con Chorizo

Estilo Español

Porciones: 5 / Tamaño de una Porción: 1/2 taza

Sirva estas habichuelas con un platillo principal, tortillas de maiz calientes, y una ensalada verde.

1 1/2 oz de chorizo crudo, en pedazos
1 cdta aceite oliva
1/4 taza cebolla picada
3 dientes de ajo picado
1 taza tomate (jitomate) picado
1/2 cdta paprika
1/8 cdta comino en polvo
1/8 cdta pimienta molida o a su gusto
2 tazas habichuelas (frijoles) blancas cocidas o enlatadas, enjuagados y escurridas

1. Pre-cocine y drene la grasa del chorizo la y mezcle bien.
2. Caliente el aceite en un sartén mediano a fuego mediano y sofría la cebolla, ajo, y el tomate. Añada el chorizo y mezcle bien.
3. Añada el resto de los ingredientes y cocine a fuego mediano hasta que espese, 15–20 minutos.

Intercambios/Opciones
1 Almidón •1 Carne con Bajo
Contenido de Grasa • 1/2 Grasa

Calorías	160
Calorías de la Grasa	40
Grasa Total	4.5 g
Grasa Saturada	1.4 g
Grasa Trans	0.0 g
Colesterol	5 mg
Sodio	110 mg
Carbohidrato	21 g
Fibra Dietética	5 g
Azúcares	3 g
Proteína	10 g

White Beans with Chorizo

Spain

Serves: 5 / Serving size: 1/2 cup

Serve this side dish with a main dish, warm corn tortillas, and a crisp green salad.

- 1 1/2 oz raw chorizo sausage, cubed
- 1 tsp olive oil
- 1/4 cup chopped onion
- 3 garlic cloves, minced
- 1 cup diced fresh tomato
- 1/2 tsp paprika
- 1/8 tsp cumin
- 1/8 tsp black pepper or to taste
- 2 cups cooked white beans or canned (rinse and drain)

1. Precook and drain sausage.
2. Heat oil in a medium skillet over medium-high heat and sauté the onion, garlic, and tomato. Add the sausage and cook together.
3. Add remaining ingredients and cook over medium heat until thickened, 15–20 minutes.

Exchanges/Choices
1 Starch • 1 Lean Meat •
1/2 Fat

Calories	160
Calories from Fat	40
Total Fat	4.5 g
Saturated Fat	1.4 g
Trans Fat	0.0 g
Cholesterol	5 mg
Sodium	110 mg
Total Carbohydrate	21 g
Dietary Fiber	5 g
Sugars	3 g
Protein	10 g

Garbanzos

Porciones: 12 / Tamaño de una Porción: 1/2 taza

Si desea puede preparar los garbanzos con chorizo pre-cocido para obtener un sabor un poco diferente.

- 1 cda aceite de oliva
- 1 tomate (jitomate) picado
- 2 dientes de ajo, bien picaditos
- 1 cebolla pequeña, picada
- 1/4 pimiento dulce estilo Bell verde, picado
- 1/4 pimiento dulce estilo Bell rojo, picado
- 1 ají dulce, picado (si tiene disponible), sin semillas y picado
- 1 cda pimiento morrón estilo español
- 2 onzas de jamón (4% grasa), cortado en cuadritos
- 4 tazas garbanzos ya cocidos o enlatados (enjuage y escurra)
- 1/4 taza salsa de tomate
- 1 taza agua o del líquido de la cocción de los garbanzos
- 1/4 cdta de sal
- 1/4 cdta pimienta

1. Caliente el aceite en un sartén mediano a fuego mediano-alto y sofría todos los ingredientes menos los garbanzos, la salsa de tomate, el agua, sal, y pimienta por 5 minutos, revolviendo con frecuencia.

2. Añada el resto de los ingredientes y hierva a fuego lento por 10–15 minutos. Sirva con arroz blanco.

Intercambios/Opciones
1 Almidón • 1 Carne con Bajo
Contenido de Grasa

Calorías	115
Calorías de la Grasa . . .	25
Grasa Total	3.0 g
Grasa Saturada	0.4 g
Grasa Trans	0.0 g
Colesterol	5 mg
Sodio	140 mg
Carbohidrato	18 g
Fibra Dietética	5 g
Azúcares	4 g
Proteína	6 g

Garbanzo Beans

Serves: 12 / Serving size: 1/2 cup

You can prepare these beans with chorizo sausage for a slightly different flavor.

       1 Tbsp olive oil
       1 tomato, chopped
       2 garlic cloves, minced
       1 small onion, chopped
     1/4 green bell pepper, chopped
     1/4 red bell pepper, chopped
       1 sweet Caribbean ají pepper, if available, seeded and chopped
       1 Tbsp pimiento
       2 oz lean (4% fat) ham, diced
       4 cups cooked garbanzo beans or canned (rinse and drain)
     1/4 cup tomato sauce
       1 cup water or bean liquid from cooking dry garbanzos
     1/4 tsp salt
     1/4 tsp pepper

1. Heat oil in a medium skillet over medium-high heat and sauté all ingredients except beans, tomato sauce, water, salt, and pepper for 5 minutes, stirring frequently.
2. Add remaining ingredients and simmer for 10–15 minutes. Serve with white rice.

Exchanges/Choices
1 Starch • 1 Lean Meat

Calories	115
Calories from Fat	25
Total Fat	3.0 g
Saturated Fat	0.4 g
Trans Fat	0.0 g
Cholesterol	5 mg
Sodium	140 mg
Total Carbohydrate	18 g
Dietary Fiber	5 g
Sugars	4 g
Protein	6 g

Postres/
Desserts

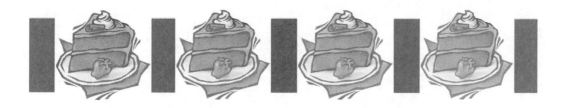

Postres

Los paladares latinos favorecen los postres con grandes cantidades de azúcar, crema de leche o leche íntegra, huevos, y grasas. Si tiene diabetes, usted necesitará decidir cuando y dónde incluir porciones pequeñas de sus postres favoritos. Usted también puede disfrutar de los siguientes postres sencillos. Estas recetas—muchas de ellas con frutas tropicales—proporcionan los sabores latinos clásicos y son mucho más saludables para usted.

Desserts

Latin American palates favor desserts with lots of sugar, cream or whole milk, eggs, and fat. If you have diabetes, you'll need to decide when and where to include small portions of your favorite desserts. You can also enjoy some of the simpler desserts below. These recipes—many with tropical fruits—provide classic Latin flavors and are healthier for you.

Postres

Desserts

Cocktail (Ensalada) de Frutas

Latino América

Porciones: 6 / Tamaño de una Porción: 1/2 taza

Combinaciones de frutas frescas producen postres sencillos y deliciosos. Esta combinación de naranjas (chinas), papaya y mangó, no es tan sólo baja en calorías, pero también es una buena fuente de las vitaminas C y A. Siempre que pueda, seleccione frutas frescas. En caso de no encontrarlas, busque frutas congeladas o enlatadas en su propio jugo o agua. Puede usar las frutas para desayuno, meriendas, o postre. Las puede comer solas, en ensaladas o en bebidas.

2 naranjas grandes, peladas, sin la membrana que cubre los segmentos (corte cada segmento en 2–3 pedazos)
1 taza papaya, sin cáscara, sin semillas, partida en cuadritos
1 taza mango maduro, sin cáscara, partido en cuadritos
1/4 taza jugo de naranja (china), jugo de lima (limón), o jugo de limón (verde)
6 hojas de menta frescas

1. Mezcle todos los ingredientes y enfríe. Adorne con hojas de menta antes de servir.

Intercambios/Opciones
1 Fruta

Calorías 60
 Calorías de la Grasa 0
Grasa Total . . . . 0.0 g
 Grasa Saturada . . . . 0.0 g
 Grasa Trans . . . . 0.0 g
Colesterol . . . . 0 mg
Sodio . . . . 0 mg
Carbohidrato . . . . 15 g
 Fibra Dietética . . . . 2 g
 Azúcares . . . . 12 g
Proteína . . . . 1 g

Fresh Fruit Cocktail

Latin America

Serves: 6 / Serving size: 1/2 cup

Fresh fruit is easy to combine into delicious, simple desserts. This combination of oranges, papaya, and mango is not only low in calories, but is a good source of vitamins A and C. Select fresh fruits whenever possible, or choose frozen or canned fruits in their own juice or water. Try adding fruit to salads or beverages. You can serve fruit at breakfast, as a snack, or as dessert!

    2 large oranges, peeled (strip membrane from each segment and cut into
        2–3 pieces)
    1 cup papaya, peeled, seeded, and cubed
    1 cup ripe mango, peeled and cubed
 1/4 cup orange, lime, or lemon juice
    6 sprigs fresh mint

1. Mix all ingredients and chill. Garnish with mint leaves to serve.

Exchanges/Choices
1 Fruit

Calories	60
Calories from Fat	0
Total Fat	0.0 g
Saturated Fat	0.0 g
Trans Fat	0.0 g
Cholesterol	0 mg
Sodium	0 mg
Total Carbohydrate	15 g
Dietary Fiber	2 g
Sugars	12 g
Protein	1 g

Ensalada de Frutas con Avena Tostada

Porciones: 6 / Tamaño de una Porción: 1/2 taza

El yogur puede ser muy saludable, si escoje el que es bajo en grasa y sin azúcar. Ya sea de sabor natural o de sabor a fruta, el yogur es versátil. Lo puede usar como base para ensaladas como ésta, como base para batidos, o solo en cualquier punto del día.

1 cda margarina *light* en envase plástico (30–50% aceites vegetales)
1 taza avena de cocción rápida
1 cda azúcar morena (piloncillo)
1/4 cdta canela en polvo
1/2 banana mediana (guineo, cambur), madura, picada en rebanadas
1/2 manzana mediana, sin semillas, picada en cubitos
1/2 pera mediana, sin semillas, picada en cubitos
1/2 durazno (melocotón) mediano, picado en cubitos
1/2 taza piña en trocitos, fresca o enlatada en agua o en su jugo
1/2 taza gajos de mandarina, fresca o enlatada en agua
1 envase 6-oz yogur, sin grasa, con sabor a fruta

1. Derrita la margarina en un sartén mediano. Añádale la avena, el azúcar y la canela y dórela, revuelva constantemente por 8–10 minutos. Retire del fuego y enfríe.

2. En un tazón mediano mezcle las frutas y el yogur. Cubra con 1 cda de la avena tostada antes de servir.

Intercambios/Opciones
2 Carbohidrato

Calorías	130
Calorías de la Grasa	20
Grasa Total	2.0 g
Grasa Saturada	0.4 g
Grasa Trans	0.0 g
Colesterol	0 mg
Sodio	35 mg
Carbohidrato	26 g
Fibra Dietética	3 g
Azúcares	13 g
Proteína	3 g

Fruit Salad with Toasted Oats

Serves: 6 / Serving size: 1/2 cup

Low-fat, fruit-flavored yogurt is so versatile: use it as a base for fruit salads, in dips, to thicken dressings and sauces, or in delicious beverages.

      1 Tbsp light margarine, tub style (30–50% vegetable oils)
      1 cup quick-cooking oats
      1 Tbsp brown sugar
  1/4 tsp cinnamon, ground
  1/2 medium ripe banana, sliced
  1/2 medium apple, seeded and cubed
  1/2 medium pear, seeded and cubed
  1/2 medium peach, cubed
  1/2 cup pineapple chunks, fresh or canned in water or own juice
  1/2 cup mandarin orange sections, fresh or canned in water
      1 6-oz carton fat-free fruit-flavored yogurt

1. Melt the margarine in a medium skillet over medium heat. Stir in the oats, sugar, and cinnamon, and brown, stirring constantly, for 8–10 minutes. Remove from heat and cool.
2. Mix the fruit and yogurt in a medium bowl. Top with 1 tablespoon toasted oats to serve.

Exchanges/Choices
2 Carbohydrate

Calories	130
Calories from Fat	20
Total Fat	2.0 g
Saturated Fat	0.4 g
Trans Fat	0.0 g
Cholesterol	0 mg
Sodium	35 mg
Total Carbohydrate	26 g
Dietary Fiber	3 g
Sugars	13 g
Protein	3 g

Papaya (Fruta Bomba, Lechoza) al Horno

Centro América

Porciones: 4 / Tamaño de una Porción: 1 tajada

La papaya, llamada fruta bomba en Cuba y lechoza en Puerto Rico, es una rica fuente de vitamina A. También es versátil ya que puede cortarla de varias formas diferentes, usarla en batidos, o como en este caso horneada. Mientras estuve en Centro América, en varios lugares prepararon este simple, pero sabroso postre con papaya. (Las papayas de Hawaii, en los mercados en USA, tienden a ser más pequeñas que las del Caribe y Centro América. Si sólo tiene papayas de Hawaii disponibles, entonces puede que sólo tenga suficiente fruta para cuatro rebanadas.)

> 1 papaya, pelada y en tajadas
> 1/2 taza jugo de naranja (china), manzana, o lima (limón verde)
>   canela en polvo
> 1 taza de helado de vainilla, bajo en grasa

1. Caliente el horno a 350°F. Coloque las tajadas en una plancha de hornear roceada con aceite vegetal en aerosol.
2. Espolvoreé con la canela y humedezca con el jugo de su preferencia. Horneé por 15 minutos.
3. Cubra cada tajada con 1/4 taza de helado y sirva.

Intercambios/Opciones
1 Carbohidrato • 1/2 Grasa

Calorías	95
Calorías de la Grasa	20
Grasa Total	2.0 g
Grasa Saturada	1.0 g
Grasa Trans	0.0 g
Colesterol	10 mg
Sodio	25 mg
Carbohidrato	18 g
Fibra Dietética	1 g
Azúcares	13 g
Proteína	2 g

Baked Papaya

Central America

Serves: 4 / Serving size: 1 slice

Papaya, known by several different names in Latin America, is a good source of vitamin A. Try cutting it in different shapes, blending it into shakes, or baking it, as in this simple but tasty dessert. (The Hawaiian papayas available in the U.S. are smaller than those from the Caribbean and Central America and only yield 4 slices.)

> 1 medium peeled, sliced papaya
> 1/2 cup orange, apple, or lime juice
>   ground cinnamon
> 1 cup reduced-fat vanilla ice cream

1. Heat oven to 350°F. Place papaya slices on a nonstick baking sheet.

2. Sprinkle with juice and cinnamon and bake for 15 minutes.

3. Top each slice with 1/4 cup ice cream and serve.

Exchanges/Choices
1 Carbohydrate • 1/2 Fat

Calories	95
Calories from Fat	20
Total Fat	2.0 g
Saturated Fat	1.0 g
Trans Fat	0.0 g
Cholesterol	10 mg
Sodium	25 mg
Total Carbohydrate	18 g
Dietary Fiber	1 g
Sugars	13 g
Protein	2 g

Peras en Salsa de Vino

Sur América

Porciones: 6 / Tamaño de una Porción: 1/2 pera

Este postre sencillo y liviano es ideal después de una cena elaborada.

- 1/4 taza jugo de naranja (china)
- 1/2 taza vino tinto
- 1/4 taza azúcar
- 1/2 taza agua
- 1/2 palito de canela
- 3 peras medianas, peladas, sin remover el tallo (cabito), cortadas en dos

1. En una cacerola pequeña mezcle bien y hierva todos los ingredientes excepto las peras. Coloque las peras en el líquido hirviendo y cubra. Cocine unos 10 minutos o hasta que las peras estén blandas, vire las peras después de 5 minutos.

2. Remueva las peras y deje enfriar. Hierva el líquido por 5–10 minutos más.

3. Vierta la salsa sobre las peras y sirva inmediatamente.

Intercambios/Opciones
1 1/2 Carbohidrato

Calorías	90
Calorías de la Grasa	0
Grasa Total	0.0 g
Grasa Saturada	0.0 g
Grasa Trans	0.0 g
Colesterol	0 mg
Sodio	0 mg
Carbohidrato	22 g
Fibra Dietética	3 g
Azúcares	17 g
Proteína	0 g

Pears in Wine Sauce

South America

Serves: 6 / Serving size: 1/2 pear

This light dessert is wonderful after a holiday dinner.

1/4 cup orange juice
1/2 cup red wine
1/4 cup sugar
1/2 cup water
1/2 cinnamon stick
   3 medium pears, peeled and halved

1. Bring all ingredients except the pears to boil over medium-high heat. Add the pears, cover, and simmer for about 10 minutes or until pears are tender, turning after 5 minutes.
2. Remove pears and set aside to cool. Simmer liquid for 5–10 more minutes.
3. Spoon sauce over pears and serve immediately.

Exchanges/Choices
1 1/2 Carbohydrate

Calories	90
Calories from Fat	0
Total Fat	0.0 g
Saturated Fat	0.0 g
Trans Fat	0.0 g
Cholesterol	0 mg
Sodium	0 mg
Total Carbohydrate	22 g
Dietary Fiber	3 g
Sugars	17 g
Protein	0 g

Compota de Frutas

Porciones: 10 / Tamaño de una Porción: 1/2 taza

Con la gran variedad de frutas disponibles todo el año, usted puede variar los sabores utilizando las que están de temporada.

  3/4 taza agua
    1 taza manzana en trozos
    1 taza pera en trozos
    1 taza piña (ananá) en trozos
    1 taza mango en trozos
  1/4 taza azúcar

Para darle sabor a las frutas, use uno o más de los siguients ingredientes (en el análisis de esta receta se usa vainilla solamente):
    1/2 cdta extracto de vainilla
    1/2 palito de canela
      1 cda jugo de limón verde, fresco
      1 cda ralladura de limón

1. Hierva el agua. Añada todos los ingredientes y el saborizante de su preferencia. Cocine a fuego mediano por 10–15 minutos. Remueva la fruta del líquido y deje enfríar ambos.

2. A la hora de servir, coloque la fruta en platos de postre y vierta el almíbar por encima.

Intercambios/Opciones
1 Carbohidrato

Calorías	55
Calorías de la Grasa	0
Grasa Total	0.0 g
Grasa Saturada	0.0 g
Grasa Trans	0.0 g
Colesterol	0 mg
Sodio	0 mg
Carbohidrato	14 g
Fibra Dietética	1 g
Azúcares	12 g
Proteína	0 g

Fruit Compote

Serves: 10 / Serving size: 1/2 cup

You can use any combination of fruits in this compote—take advantage of seasonal varieties!

    3/4 cup water
      1 cup apple chunks
      1 cup pear chunks
      1 cup pineapple chunks
      1 cup mango chunks
    1/4 cup sugar

To flavor the fruit, use one or more of the following ingredients (recipe analysis includes vanilla only):
      1/2 tsp vanilla extract
      1/2 cinnamon stick
        1 Tbsp fresh lemon juice
        1 Tbsp lemon zest

1. Bring the water to boil. Stir in all ingredients and fruit flavoring of choice. Cook over medium heat for 10–15 minutes. Remove the fruit from the liquid and allow both to cool down.
2. To serve, place fruit into dessert dishes and pour syrup on top.

Exchanges/Choices
1 Carbohydrate

Calories	55
Calories from Fat	0
Total Fat	0.0 g
Saturated Fat	0.0 g
Trans Fat	0.0 g
Cholesterol	0 mg
Sodium	0 mg
Total Carbohydrate	14 g
Dietary Fiber	1 g
Sugars	12 g
Protein	0 g

Merengues o Suspiros

Porciones: 8 / Tamaño de una Porción: 1 merengue

Livianos como el aire, los merengues o suspiros pueden usarse de varias formas como postres. Se pueden hornear en forma de taza para rellenarlos con rebanadas de frutas frescas o compotas (véase la receta en la página 252). Horneados en porciones pequeñas se pueden usar para añadirle textura a las ensaladas de frutas o al yogur. También se les puede rociar con jarabe de chocolate o caramelo.

> 3 claras de huevo, a temperatura ambiente
> 1/2 cdta cremor tártaro
> 1/2 taza azúcar

Para darle sabor a los merengues, use uno o más de los siguientes ingredientes:
> 1/4 cdta extracto de vainilla
> 1 cda ralladura de un limón o ralladura de naranja (china)
> 1/2 cdta canela en polvo
> 2 cdas chispas de chocolate
> 2 cdas nueces de Castilla (nogal) o almendras, picadas finas
> puede echarle unas gotas de colorante alimentario de su preferencia
> (¡puede preparar merengues de cualquier color que desee!).

1. Caliente el horno a 275°F.

2. Bata las claras con el cremor tártaro a velocidad alta, hasta que formen picos suaves. Para los expertos, como lo era mi abuela, puede batir las claras con dos tenedores.

3. Agregue el azúcar, cucharada por cucharada. Continúe batiendo. Añada su ingrediente favorito para sabor y/o color. Continúe batiendo hasta que la mezcla forme picos firmes.

4. Cubra una bandeja de hornear con papel para hornear (parchment paper). Deje caer cucharadas soperas colmadas del merengue sobre el papel. Si piensa usar el merengue como platillo o taza para postre, presione el centro del merengue con la parte trasera de una cuchara. Si piensa usar el merengue para añadir textura a otros postres, deje caer el merengue por cucharaditas.

5. Hornee el merengue entre 45–60 minutos o hasta que esté firme. Apague el horno y deje enfriar los merengues en el horno con la puerta cerrada, por unos 45 minutos. Remueva del horno, remueva los merengues del papel y enfríe en una rejilla.

Intercambios/Opciones
1 Carbohidrato

Calorías	55
Calorías de la Grasa	0
Grasa Total	0.0 g
Grasa Saturada	0.0 g
Grasa Trans	0 g
Colesterol	0 mg
Sodio	20 mg
Carbohidrato	13 g
Fibra Dietética	0 g
Azúcares	13 g
Proteína	1 g

Meringue

Serves: 8 / Serving size: 1 meringue

Light as air, meringues can be used in various ways as desserts. They can be baked as cups and filled with fresh fruit slices or fruit compote (see recipe, page 253). Chopped, they add texture to fruit salads or yogurt. Or drizzle them with chocolate or caramel syrup.

3 egg whites, room temperature
1/2 tsp cream of tartar
1/2 cup sugar

To flavor the meringues, use one or more of the following ingredients
1/4 tsp vanilla extract
1 Tbsp orange or lemon zest
1/2 tsp cinnamon
2 Tbsp chocolate chips
2 Tbsp finely chopped walnuts or almonds
a few drops food coloring, if desired (you can make meringues any color you like!)

1. Heat oven to 275°F.
2. Beat egg whites with cream of tartar at high speed until soft peaks form. (Experts like my grandmother can beat the egg whites with two forks!)
3. Add sugar, tablespoon by tablespoon. Continue beating. Add flavor and/or color ingredients of your choice. Continue beating until egg whites form stiff peaks.
4. Cover a baking sheet with parchment paper. Drop each meringue by heaping soup spoonfuls on the paper. If you are using the meringue as a cup, make an indentation in the center of the meringue with the back of a spoon. If you are using the meringues to add texture, drop by the teaspoonful.
5. Bake 45–60 minutes or until firm. Turn off oven and let meringues cool down in the closed oven for at least 45 minutes. Remove from oven, remove meringues from paper, and allow to cool on a rack.

Exchanges/Choices
1 Carbohydrate

Calories	55
Calories from Fat	0
Total Fat	0.0 g
Saturated Fat	0.0 g
Trans Fat	0.0 g
Cholesterol	0 mg
Sodium	20 mg
Total Carbohydrate	13 g
Dietary Fiber	0 g
Sugars	13 g
Protein	1 g

Copas Supreme de Gelatina

Porciones: 8 / Tamaño de una Porción: 1 taza

Hace muchos años que Doña Iris conoció al hombre que luego se convertiría en mi esposo. Su hijo y mi esposo fueron compañeros en la escuela superior (secundaria). Según cuenta Doña Iris, mi esposo disfrutaba mucho de este postre.

- 1 0.3-oz paquete de gelatina de fresa, sin azúcar
- 1 0.3-oz paquete de gelatina de naranja (china), sin azúcar
- 1 0.3-oz paquete de gelatina de lima (limón verde), sin azúcar
- 1 1/2 taza leche sin grasa
- 1/16 cdta sal
- 1 1/2 cda azúcar
- 1 yema de huevo, batida
- 2 cdas maicena
- 1 pedazo de cáscara de lima
  frutas frescas (use 2 tazas, en rebanadas, de las siguientes frutas o combinaciones de ellas: fresas, kiwis, guineos (banano, cambur), melocotones (durazno), naranjas (china), o mangos)

1. Siga las instrucciones en los paquetes de gelatina. Prepare cada sabor por separado. Refrigere haste que cuaje, y entonces corte en cuadritos de 1/2-pulgada y regrese a el refrigerador (nevera).

2. En una cacerola mediana, mezcle la leche, la sal y el azúcar a fuego mediano. Remueva un poco de la leche tibia y coloquela en una escudilla (fuente) pequeña. Añada la yema batida y disuelva la maicena en la leche. Devuelva la leche a la cacerola.

3. Agregue la cáscara de limón y cocine a fuego mediano. Revuelva constantemente hasta que empieze a burbujear y espese. Reduzca el calor a fuego lento y continue cocinando por 5 minutos adicionales. Ponga la natilla en un plato o fuente y deje enfriar.

4. Al momento de servir, eche en 8 copas una capa de cada sabor de gelatina y cubra con 1 1/2 cda de natilla y 1 cda de frutas. Repita el procedimiento.

Intercambios/Opciones
1 Carbohidrato

Calorías	75
Calorías de la Grasa	5
Grasa Total	0.5 g
Grasa Saturada	0.2 g
Grasa Trans	0.0 g
Colesterol	25 mg
Sodio	125 mg
Carbohidrato	12 g
Fibra Dietética	1 g
Azúcares	8 g
Proteína	4 g

Fruited Gelatin with Custard

Serves: 8 / Serving size: 1 cup

Many years ago, Mrs. Alejandro met the man who would later be my husband. Her son went to high school with him. Mrs. Alejandro tells me that my husband really enjoyed this dessert.

 1 0.3-oz pkg sugar-free strawberry-flavored gelatin
 1 0.3-oz pkg sugar-free orange-flavored gelatin
 1 0.3-oz pkg sugar-free lime-flavored gelatin
 1 1/2 cups fat-free milk
 1/16 tsp salt
 1 1/2 Tbsp sugar
 1 egg yolk, beaten
 2 Tbsp cornstarch
 1 chunk of lime rind
 fresh fruit (use 2 cups, sliced, of any one or a combination of strawberries, kiwis, bananas, peaches, oranges, or mangoes)

1. Prepare each gelatin flavor individually according to package directions. Refrigerate until set, then cut into 1/2-inch squares and return squares to refrigerator.
2. In a medium saucepan, heat milk, salt, and sugar over medium heat. Remove a small amount of warm milk and place in a small bowl. Stir in egg yolk and cornstarch until cornstarch is dissolved. Return the milk mixture to the saucepan.
3. Add lime rind and cook over medium heat, stirring constantly, until mixture begins to bubble and thicken. Reduce heat to medium-low and continue cooking for an additional 5 minutes. Pour into a bowl and allow to cool.
4. To serve, spoon each gelatin flavor into 8 dessert cups and top with 1 1/2 Tbsp custard and 1 Tbsp fruit. Repeat the layers, using all remaining ingredients.

Exchanges/Choices
1 Carbohydrate

Calories	75
Calories from Fat	5
Total Fat	0.5 g
Saturated Fat	0.2 g
Trans Fat	0.0 g
Cholesterol	25 mg
Sodium	125 mg
Total Carbohydrate	12 g
Dietary Fiber	1 g
Sugars	8 g
Protein	4 g

Budín de Pan

Latino América

Porciones: 15 / Tamaño de una Porción: 1 cuadrado (2 1/2 × 3 pulgadas)

El olor de un buen budín de pan en el horno es irresistible. El budín es la forma más fácil de utilizar el pan del día anterior que no se usó.

        2 tazas leche evaporada, sin grasa
    1 1/2 taza agua, dividida
        2 huevos, batidos
      1/2 taza salsa de manzana, sin azúcar añadido
      1/4 taza aceite canola
        1 cda extracto de vainilla
      1/2 taza azúcar
      1/4 cdta clavos de olor en polvo
        1 cdta canela en polvo
      1/2 cdta nuez moscada en polvo
      1/2 taza pasas, dátiles o frutas secas, picadas
      1/4 cdta sal
        1 cdta cáscara de limón verde (agrio)
        1 lonja de 12-oz pan francés, pan de agua o cubano, en cubos, o 12 tazas de pan blanco en cubos

1. Combine todos los ingredientes excepto el pan en un envase grande, luego añada el pan. Mezcle bien y deje reposar por 10–15 minutos.

2. Caliente el horno a 325°F. Si desea una mezcla de consistencia uniforme, puede licuar o mezclar en un procesador de alimentos. Si todavía la mezcla está muy seca, agregue más agua.

3. Vierta en un molde de hornear anti-adherente de 13 × 9 × 2 pulgadas. Horneé por 60–75 minutos o hasta que un cuchillo insertado en el centro salga limpio. Sirva caliente o frío.

Intercambios/Opciones
2 Carbohidrato • 1 Grasa

Calorías	180
Calorías de la Grasa	45
Grasa Total	5.0 g
Grasa Saturada	0.7 g
Grasa Trans	0.0 g
Colesterol	30 mg
Sodio	235 mg
Carbohidrato	28 g
Fibra Dietética	1 g
Azúcares	15 g
Proteína	6 g

Bread Pudding

Latin America

Serves: 15 / Serving size: 1 square (2 1/2 × 3 inches)

The smell of a good bread pudding in the oven is irresistible. Making bread pudding is an easy way to use leftover bread.

 2 cups fat-free evaporated milk
 1 1/2 cups water, divided
 2 eggs, beaten
 1/2 cup applesauce, without sugar added
 1/4 cup canola oil
 1 Tbsp vanilla extract
 1/2 cup sugar
 1/4 tsp ground cloves
 1 tsp cinnamon
 1/2 tsp nutmeg
 1/2 cup raisins, dates, or other dried fruit, chopped
 1/4 tsp salt
 1 tsp lime zest
 1 12-oz loaf French or Cuban bread, cubed, or
 12 cups cubed day-old white sandwich bread

1. Combine all ingredients except bread in a large bowl, then add bread. Mix well and let sit for 10–15 minutes.

2. Heat oven to 325°F. If you want a pudding with a uniform texture, blend mixture in a blender or food processor. If mixture is still too dry, add a little more water.

3. Pour into a 13 × 9 × 2-inch nonstick baking dish. Bake 60–75 minutes or until a knife inserted in the center comes out clean. Serve hot or cold.

Exchanges/Choices
2 Carbohydrate • 1 Fat

Calories	180
Calories from Fat	45
Total Fat	5.0 g
Saturated Fat	0.7 g
Trans Fat	0.0 g
Cholesterol	30 mg
Sodium	235 mg
Total Carbohydrate	28 g
Dietary Fiber	1 g
Sugars	15 g
Protein	6 g

Arroz con Dulce

Puerto Rico

Porciones: 8 / Tamaño de una Porción: 1/8 de la receta

Cada familia tiene su receta particular de este postre clásico. Pruebe esta receta y si desea ajuste la cantidad de las especies a su gusto.

2–4 tazas agua (de acuerdo a la consistencia que usted prefiera)
1/2 cdta sal
2 palitos de canela, picados en 3–4 pedazos
1/2 cdta semillas de anís
4 clavos de olor enteros
1 pedazo de 1 pulgada de raíz de jenjibre fresco, rallado
2 tazas leche, sin grasa
1 taza arroz crudo, grano corto
1/2 taza azúcar
1/2 taza pasas
canela en polvo

1. Hierva el agua, la sal, pedazos de canela, anís, clavos de olor y el jenjibre. Hierva por 2–3 minutos. Cuele y descarte las especies.

2. Añada la leche y el arroz y vuelva a hervir a fuego mediano.

3. Reduzca a fuego lento, tape, y cocine hasta que el arroz absorba casi todo el líquido, unos 15–20 minutos.

4. Agregue el azúcar y las pasas y mezcle bien. Continúe cocinando a fuego lento y revolviendo de vez en cuando. Cuando el arroz esté espeso, espolvoree con canela en polvo. Sirva caliente o frío.

Intercambios/Opciones

3 Carbohidrato

Calorías	185
Calorías de la Grasa	0
Grasa Total	0.0 g
Grasa Saturada	0.1 g
Grasa Trans	0.0 g
Colesterol	0 mg
Sodio	175 mg
Carbohidrato	43 g
Fibra Dietética	1 g
Azúcares	21 g
Proteína	4 g

Spicy Rice Pudding

Puerto Rico

Serves: 8 / Serving size: 1/8 recipe

Each family has its own variation of this classic dessert. This is one family's spicier version.

- 2–4 cups water (depending on preferred consistency)
- 1/2 tsp salt
- 2 cinnamon sticks, cut into 3–4 pieces
- 1/2 tsp anise seeds
- 4 whole cloves
- 1 1-inch piece fresh gingerroot, grated
- 2 cups fat-free milk
- 1 cup uncooked short-grain rice
- 1/2 cup sugar
- 1/2 cup raisins
- ground cinnamon

1. Bring the water, salt, cinnamon sticks, anise seeds, cloves, and gingerroot to a boil and boil 2–3 minutes. Strain and discard spices.
2. Add milk and rice to water and return to a boil over medium heat.
3. Reduce heat, cover, and cook until rice absorbs most of the liquid, about 15–20 minutes.
4. Add the sugar and raisins and mix well. Continue cooking at low heat, stirring occasionally. When pudding is thick, sprinkle with ground cinnamon. Serve warm or cold.

Exchanges/Choices
3 Carbohydrate

Calories	185
Calories from Fat	0
Total Fat	0.0 g
Saturated Fat	0.1 g
Trans Fat	0.0 g
Cholesterol	0 mg
Sodium	175 mg
Total Carbohydrate	43 g
Dietary Fiber	1 g
Sugars	21 g
Protein	4 g

Postre de Maicena

Porciones: 4 / Tamaño de una Porción: 1/2 taza

Cuando voy a visitar a mi mamá éste es uno de los platos que me gusta que ella me prepare. Siempre me trae recuerdos de mi niñez. Algunas veces cuando estaba enferma, mi mamá me preparaba una "maicenita." Relativamente liviana para el estómago, caliente o fría, sirve para ¡revivir el ánimo!

1/4 taza de maicena
2 tazas leche sin grasa or 1 taza leche evaporada, sin grasa y 1 taza de agua
1/2 cdta extracto de vainilla o 1/2 cdta ralladura de lima
3 cdas de azúcar
canela en polvo

1. En una cacerola mediana disuelva la maicena en un poco de leche. Añada el líquido restante y cocine a fuego mediano hasta que empiece a espesar, revuelva constantemente. Baje a fuego lento si es necesario. Cocine, revolviendo, por 2 minutos adicionales.

2. Agregue la vainilla o la ralladura de lima y el azúcar y continúe revolviendo hasta que adquiera la consistencia que usted desea.

3. Inmediatamente, vierta la maicena en moldes pequeños de postres, humedecidos con agua. Espolvoreé con la canela y sirva.

Intercambios/Opciones
1/2 Leche sin Grasa •
1 Carbohidrato

Calorías 110
  Calorías de la Grasa 0
Grasa Total . . . . 0.0 g
  Grasa Saturada . . . . 0.1 g
  Grasa Trans . . . . 0.0 g
Colesterol . . . . 0 mg
Sodio . . . . 50 mg
Carbohidrato . . . . 23 g
  Fibra Dietética . . . . 0 g
  Azúcares . . . . 16 g
Proteína . . . . 4 g

Soft Vanilla Custard

Serves: 4 / Serving size: 1/2 cup

When I visit my mother, I ask her to prepare this dish for me. It always brings back childhood memories. It's wonderful for sick days—warm, comforting, and easy on the stomach. It helps to bring back your energy!

    1/4 cup cornstarch
       2 cups fat-free milk or 1 cup fat-free evaporated milk plus 1 cup water
    1/2 tsp vanilla extract or 1/2 tsp lime zest
       3 Tbsp sugar
         ground cinnamon

1. Dissolve cornstarch in a small amount of milk in a heavy saucepan. Add remaining liquid and cook over medium heat until it begins to thicken, stirring constantly. Lower heat if necessary. Cook, stirring, another 2 minutes.

2. Add vanilla or lime zest and sugar and continue stirring until custard thickens to your desired preference.

3. Immediately pour custard into small dessert cups that have been moistened with water. Sprinkle with cinnamon to serve.

Exchanges/Choices
1/2 Fat-Free Milk • 1 Carbohydrate

Calories 110	
Calories from Fat 0	
Total Fat . . . . 0.0 g	
Saturated Fat . . . . 0.1 g	
Trans Fat . . . . 0.0 g	
Cholesterol . . . . 0 mg	
Sodium . . . . 50 mg	
Total Carbohydrate . . . 23 g	
Dietary Fiber . . . . 0 g	
Sugars . . . . 16 g	
Protein . . . . 4 g	

Flan con Sabor a Limón Verde

Porciones: 4 / Tamaño de una Porción: 1/4 de la receta

Salsa de caramelo
  2/3 taza de azúcar

Flan
    1 taza de leche evaporada descremada
    2 cdas de azúcar
  1–2 cdtas de cáscara rallada de lima (limón verde)
    2 cdas de jugo de lima (limón verde)
    1 huevo, batido
  1/4 taza de sustituto de huevo
      pizca de sal

1. Prepare la salsa de caramelo derritiendo el azúcar hasta que adquiera un tono dorado. Obtenga 4 ramequines (moldecitos individuales) con capacidad para 1/2 taza y ponga en cada uno 2 cdtas de la salsa de caramelo.

2. Mezcle bien en la licuadora la leche, el azúcar, la cáscara y el jugo de lima (limón verde). Agregue el huevo, el sustituto de huevo y la sal. Mézclelos rápidamente.

3. Vierta el líquido en los ramequines y hornéelos en baño María a 350°F durante 25 minutos aproximadamente, o hasta que un palillo insertado en el centro salga limpio.

4. Retire los ramequines del horno. Déjelos enfriar 30 minutos. Tápelos y refrigérelos durante por lo menos 4 horas.

Intercambios/Opciones
1/2 Leche sin Grasa •
1 1/2 Carbohidrato

Calorías	145
Calorías de la Grasa . .	15
Grasa Total	1.5 g
Grasa Saturada	0.5 g
Grasa Trans	0.0 g
Colesterol	55 mg
Sodio	120 mg
Carbohidrato	26 g
Fibra Dietética	0 g
Azúcares	25 g
Proteína	8 g

Lemon Flavored Flan

Servings: 4 / Serving size: 1/4 recipe

Caramel Sauce
2/3 cup sugar

Flan
1 cup evaporated fat-free milk
2 Tbsp sugar
1–2 tsp lime peel
2 Tbsp lime juice
1 egg, beaten
1/4 cup egg substitute
pinch of salt

1. Prepare the caramel sauce by melting the sugar until golden in color. Spoon 2 teaspoons of caramel sauce in each of four 1/2 cup baking rameskins.
2. In a blender, mix well the milk, sugar, lime peel, and lime juice. Add the egg, egg substitute, and salt. Blend quickly.
3. Pour liquid into rameskins and bake in water bath at 350°F for about 25 minutes, or until a toothpick inserted into the center comes out clean.
4. Remove from oven. Cool for 30 minutes. Cover and refrigerate for at least 4 hours.

Exchanges/Choices
1/2 Fat-Free Milk ●
1 1/2 Carbohydrate

Calories	145
Calories from Fat	15
Total Fat	1.5 g
Saturated Fat	0.5 g
Trans Fat	0.0 g
Cholesterol	55 mg
Sodium	120 mg
Total Carbohydrate	26 g
Dietary Fiber	0 g
Sugars	25 g
Protein	8 g

Glosario de Comida

Ají chiles—chiles varian en sabor de dulces, como ajís caribeños, a muy caliente, como ajís sudamericano. Los hay en colores verdes, amarillo, y rojo. Cuando una receta pide ajís, asegúrese si los necesita picantes o dulces.

Achiote en Aceite—aceite vegetal que ha sido calentado con semillas de achiote (annatto), coloreándolo color naranja. Usado en vez de achiote en polvo para colorear sopas, sancochos, y arroz.

Achiote o semillas bixa—semillas rojas oscuras contenidas en una vaina. Las semillas liberan un pigmento de color naranja que es una alternativa al azafrán. Achiote en polvo puede ser encontrado en muchos supermercados latinos y es usado en platos de arroz y sopas. El extracto de las semillas es usado para colorear la mantequilla y el queso amarillo.

Calabaza o auyama, zapallo—la carne amarilla espesa, amarilla oscura o naranja es característica de ésta verdura. Si usted no puede encontrar calabaza, puede sustituir por el zapallo asiático Kambocha. Este es mucho más pequeño, pero el sabor es muy similar. También puede substituir por el zapallo de invierno o la calabaza, pero el sabor no será tan dulce y rico.

Chayote—verde sobre el exterior y blanco en el interior, el chayote es periforme. También se conoce como mirliton, y son sumamente apreciados en sopas y sancochos.

Chipotles—la piel del jalapeño es bastante gruesa, haciéndolo difícil de secarlos. Chipotles son jalapeños que han sido ahumados. También se venden conservados en escabeche. Los chipotles son más picantes que los jalapeños frescos.

Culantro, hojas—hierba de mucho sabor usada en la cocina caribeña, sobre todo en Puerto Rico, dónde es uno de los ingredientes principales del sofrito. Los hojas de culantro, serradas y verde brillantes, son cosechadas de plantas que crecen cerca de la tierra. Muchos cocineros crecen sus propios huertos de culantro para asegurar un suministro adecuado. Usted puede substituir doble cantidades cilantro por culantro.

Epazote—usado en la cocina mexicana, esta hierba tiene un sabor fuerte y es un favorito con frijoles y platos hechos con zapallo. Se dice que reduce el gas intestinal producido por los frijoles. Usted puede comprar epazote seco.

Guajillo chiles—de piel delgada usados extensamente en la cocina mexicana. Tienen de sabor desde suave hasta muy picante y son usados en salsas, sopas, y guisados.

Food Glossary

Ají chiles—chiles vary in flavor from sweet, like Caribbean ajís, to very hot, like South American ajís. They come in shades of green, yellow, and red. When a recipe calls for ajís, check to see if they are hot or sweet.

Annatto oil—vegetable oil that has been heated with annatto seeds, coloring it orange. Used instead of ground annatto to color soups, sancochos, and rice.

Annatto or bixa seeds—dark red seeds contained in a pod. The seeds release an orange pigment that is an alternative to saffron's yellow pigment. Ground annatto can be found in many Latin grocery stores and is used in soups and rice dishes. Extract from the seeds is used to color butter and yellow cheese.

Calabaza or auyama squash—thick, dark yellow or orange yellow flesh is characteristic of this tender vegetable. If you can't find calabaza, try Asian Kambocha squash. It is much smaller, but the flavor is very similar. You can also substitute winter squash or pumpkin, but the flavor will not be as sweet and rich.

Cassava (yuca)—a root vegetable found in the tropics used to produce daily staples, such as casaba, a bread product. Today, yuca is used as a starchy vegetable by itself, in stews, or as a source of flour for hallacas or empanadas. Tapioca is derived from cassava and is used as a thickener.

Chayote squash—green on the outside and white on the inside, chayotes are pear-shaped. Also known as mirliton, they are highly appreciated in soups and sancochos.

Chipotle chiles—the skin of jalapeño peppers is rather thick, making it difficult to dry them. Chipotle peppers are jalapeño peppers that have been smoke-dried. They are also sold pickled. Chipotles are hotter than fresh jalapeños.

Culantro leaves—highly flavorful herbs used in Caribbean cooking, especially in Puerto Rico, where they are one of the main ingredients in sofrito. Culantro leaves are long, serrated, bright green leaves harvested from small plants that grow close to the ground. Many cooks grow their own to ensure an adequate supply. You can substitute plenty of cilantro for culantro.

Epazote—used in Mexican cooking, this herb has a strong flavor and is a favorite in bean, corn, and squash dishes. It is said to reduce the intestinal gas produced by beans. You can buy dried epazote in packets.

Habanero—el ají más picante típicamente usado en la cocina latina. Los habaneros tienen un sabor y aroma distintivo. De origen cubano, este ají extremadamente picante prospera bien en México y Centroamérica. ¡Maneje con cuidado!

La yuca—raíz encontrada en los trópicos usada en productos de diario como el pan. Hoy, la yuca es usada como una verdura almidonada por sí misma, en guisados, o como una fuente de harina para hallacas o empanadas. La tapioca es un producto de la yuca y es usado para espesar.

Masa harina—producto de maíz pre-cocido usado para hacer tamales, tortillas, etc. Estas mezclas contienen un tipo de maíz selecto sometido a un procedimiento con cal (nixtamalizado). Hay varios productos en el mercado. Algunos se mercadean para usos múltiples (tortillas, tamales, atoles, etc.) y otros para usos específicos como tamales.

Ñame—otra raíz tropical, con un sabor delicado y usado en sancochos.

Nopales—hojas tiernas del cacto usadas en México como una verdura durante siglos, disponible frescas o enlatadas, con sabor entre zapallo y frijoles verdes (¡la opinión varía!). Si usted compra hojas de cacto frescas, escoga hojas del tamaño de su mano, muy verde, y por lo menos 3/8 de pulgada de grosor.

Plátanos maduros (amarillos)—parecen bananos muy grandes y deben ser hervidos o cocidos al horno antes de comer. Ellos azucaran sopas, guisados, y platos de carne.

Soursop/guanábana—el sabor corre la gama de dulce a ácida. Esta fruta redonda o en forma de corazón produce un jugo rico y cremoso usado para bebidas refrescantes. La fruta también se puede comer directamente de los árboles que crecen en los patios latinoamericanos.

Starfruit/carambola—dado su forma insólita, esta fruta exótica es fácil para identificarse en el mercado. Las rebanadas de esta fruta amarilla con piel delgada forman estrellas y tienen un sabor suave, delicado.

Tamarindos—vainas que contienen semillas grandes cubiertas de una pulpa agridulce, mezclada con agua y azúcar para producir una bebida refrescante con un sabor distintivo. Usted puede comprar las semillas, la pulpa, o el jugo en mercados latinos.

Yautías (dasheens)—raíz tropical usada extensivamente en sancochos. También pueden ser hervidas y sazonadas con un poquito de aceite de oliva extra-virgen y comidos como una papa hervida.

Guajillo chiles—thin-skinned dried peppers widely used in Mexican cooking. They range from mild to hot and are used in sauces, soups, and stews.

Habanero chiles—the hottest chile typically used in Latin cooking. Habaneros have a distinctive flavor and aroma. Originally from Cuba, this very hot pepper thrives well in Mexico and Central America. Handle carefully!

Masa harina de maíz—precooked corn flour (not the same product as cornmeal), used to make tamales, hallacas, empanadas, and other corn dishes.

Ñame—another tropical root, delicately flavored and used in sancochos.

Nopales—tender cactus leaves used in Mexico as a vegetable for centuries. Available fresh or canned, tasting something like squash or green beans (opinion varies!). If you buy fresh cactus leaves, choose leaves about the size of your hand, very green, and at least 3/8 inch thick.

Ripe plantains (amarillos)—look like very large bananas and must be boiled or baked before they are eaten. They sweeten soups, stews, and meat dishes.

Soursop (guanábana)—ranging from sweet to tart in flavor, this round or heart-shaped fruit produces a rich and creamy juice used for refreshing drinks. The fruit may also be eaten off the trees in many Latin American backyards.

Starfruit (carambola)—given its unusual shape, this exotic fruit is easy to identify in the market. Slices of this yellow, thin-skinned fruit are shaped like stars and have a mild, delicate flavor.

Tamarinds—brown pods contain large seeds covered with a sweet-and-sour pulp, which is blended with water and sugar to produce a refreshing drink with a distinctive flavor. You can buy the seeds, pulp, or juice in Latin markets.

Yautías (dasheens)—tropical root vegetable used extensively in sancochos. They are also boiled and seasoned with a dash of extra-virgin olive oil and eaten like a boiled potato.

Yuca—In many places yuca and yucca are used interchangeably. In reality, they are two different plants. Yuca, with one c is a tuber from the *Euphorbiaceae* family. It is widely used as food in many tropical countries. Yucca, from the *Asparagaceae* family, is used as an ornamental plant. It has a woody base and a long stem with white flowers. In some parts of Central America the flowers are used as food.

Lista de Compras

NO PERECEDEROS

| Ingredientes Esenciales | Ingredientes de Conveniencia |

Especies y/o Condimentos

___ Annatto (Achiote)
   ___ Semillas   ___ Polvo
___ Polvos de Hornear
___ Bicarbonato de Soda
___ Hojas de Laurel
___ Albahaca
___ Pimienta Negra
   ___ Entera   ___ Molida
___ Canela
   ___ Molida   ___ Palitos
___ Chiles
   ___ Secos   ___ Escamillas
___ Cilantro
___ Comino
___ Epazote
___ Ajo
___ Jugo de limón, embotellado
___ Nuez Moscada
___ Aceitunas
   ___ Verdes   ___ Maduras
___ Oregano
___ Pimentón Dulce en polvo
___ Perejil Seco
___ Tomillo
___ Extracto de Vainilla
___ Vinagre
   ___ Cidra   ___ Blanco
   ___ Vino Blanco
___ Salsa Worcestershire

___ Chiles Enlatados
   ___ Escabechados
   ___ En Agua

Grasas y Aceites

___ Aceites
   ___ Canola   ___ Oliva
___ Atomizador, aceite vegetal
___ Mayonesa, baja en grasa
___ Margarina, canola

Shopping List

NON-PERISHABLE

Essential Ingredients	Convenient Ingredients

Spices and Condiments

___ Annatto (Achiote)
   ___ Seeds   ___ Powder
___ Baking Powder
___ Baking Soda
___ Bay Leaves
___ Basil
___ Black Pepper
   ___ Whole   ___ Ground
___ Cinnamon
   ___ Ground   ___ Sticks
___ Chiles
   ___ Dried   ___ Flakes
___ Cilantro
___ Cumin
___ Epazote
___ Garlic
___ Lemon Juice, bottled
___ Nutmeg
___ Olives
   ___ Green   ___ Ripe
___ Oregano
___ Paprika
___ Parsley Flakes
___ Thyme
___ Vanilla Extract
___ Vinegar
   ___ Cider   ___ White
   ___ White Wine
___ Worcestershire Sauce

Convenient Ingredients:

___ Canned Chiles
   ___ Pickled
   ___ In water

Fats and Oils

___ Oils
   ___ Canola   ___ Olive
___ Spray, vegetable oil
___ Mayonnaise, low-fat
___ Margarine, canola

NO PERECEDEROS

Ingredientes Esenciales	Ingredientes de Conveniencia

Harinas

___ Harina de maíz

___ Harina

   ___ Blanca ___ Integra

	___ Harina Instantánea para Tortillas
	___ Masa Harina de Maíz
	(harina de maíz pre-cocida)
	___ Masa Instantánea para tamales

Arroz

___ Blanco

   ___ Grano Corto

   ___ Grano Medio

   ___ Grano Largo

___ Integral

Frijoles

___ Secos

   Variedad:_____

     _____

___ Enlatados

   Variedad: _____

     _____

Pastas

___ Macaroni   ___ Lasaña

___ Spaguetis   ___ Vermicelli

Verduras Enlatadas

___ Alcachofas

___ Betarragas (Remolacha)

___ Choclo

___ Porotos Verdes

___ Verduras Mixtas

___ Nopales

___ Arvejas y Zanahorias

___ Arvejas Dulces

___ Tomates triturados

___ Pasta de Tomate

___ Salsa de Tomate

Otros: _____

     _____

NON-PERISHABLE

Essential Ingredients | Convenient Ingredients

Flours

___ Cornmeal

___ Flour

    ___ White ___ Whole Wheat

___ Instant Flour for Tortillas

___ Masa Harina de Maíz
(pre-cooked corn flour)

___ Instant corn masa for tamales

Rice

___ White

    ___ Short Grain

    ___ Medium Grain

    ___ Long Grain

___ Brown

Beans

___ Dry
   Variety: _____

_____

___ Canned
   Variety: _____

_____

Pastas

___ Macaroni   ___ Lasagna

___ Spaghetti   ___ Vermicelli

Canned Vegetables

___ Artichokes

___ Beets

___ Corn

___ Green Beans

___ Mixed Vegetables

___ Nopales

___ Peas and Carrots

___ Sweet Peas

___ Tomatoes, crushed

___ Tomato Paste

___ Tomato Sauce

Others: _____

_____

NO PERECEDEROS

Ingredientes Esenciales	Ingredientes de Conveniencia

Frutas Enlatadas (*envasadas en agua o en jugo natural*)

___ Damascos	
___ Duraznos	
___ Peras	
___ Piña	
___ Rebanadas	
___ Trozos	
___ Frutas Tropicales	

Cereales

___ Avena Tradicional	___ Avena Instantánea
	___ Cereales Secos
	Variedades: _____
	_____

Leche

___ Variedad:	___ Leche Evaporada, baja en grasa

Misceláneas

___ Hojas Secas de Maíz	

Azúcar

___ Azúcar Blanca Granulada	
___ Azúcar Morena	
___ Miel de Abejas	

PERECEDEROS

Ingredientes Esenciales	Ingredientes de Conveniencia

Productos de Leche (Baja en Grasa o Sin Grasa)

___ Quesos	___ Rallado/En tiras
___ Cheddar (Requesón)	
___ Cottage	
___ Crema	
___ Monterey Jack	
___ Mozzarella	
___ Parmesano	
___ Ricotta	
___ Queso Blanco	
___ Queso Añejo	
___ Mantequilla	
___ Crema agria	
___ Yogur	

NON-PERISHABLE

Essential Ingredients **Convenient Ingredients**

Canned Fruits *(packed in water or their own juice)*

	___ Apricots
	___ Peaches
	___ Pears
	___ Pineapple
	___ Slices
	___ Chunks
	___ Tropical Fruits

Cereals

___ Old-Fashioned Oatmeal	___ Instant Oatmeal
	___ Dry Cereals
	Varieties: _____
	_____

Milk

___ Variety	___ Evaporated Milk, Low Fat

Miscellaneous

___ Dried Corn Husks	

Sugar

___ Granulated White Sugar	
___ Brown Sugar	
___ Honey	

PERISHABLE

Essential Ingredients **Convienient Ingredients**

Milk Products (Low Fat or Fat-Free)

___ Cheeses	___ Shredded/Grated Cheese
___ Cheddar	
___ Cottage	
___ Cream	
___ Monterey Jack	
___ Mozzarella	
___ Parmesan	
___ Ricotta	
___ Queso Blanco	
___ Queso Añejo	
___ Butter	
___ Sour Cream	
___ Yogurt	

PERECEDEROS

Ingredientes Esenciales	Ingredientes de Conveniencia

Carnes Bajas en Grasa

Pollo
___ Entero
___ Pechuga
___ Muslo
___ Pata

Carne de Res
___ Molida
___ Guiso
___ Punta de Lomo
___ Skirt or Flank Steaks
___ Bistec
Otras variedades: _____
_____

Puerco
___ Tocino
___ Chuletas
___ Jamón
___ Lomo

Pescado
___ Red Snapper
___ Camarones
Otras variedades: _____
_____

Verduras Frescas

___ Brocoli (Brécol)
___ Coliflor
___ Cilantro
___ Chayotes
___ Chiles
   ___ Picantes
   ___ Dulces
___ Ajo
___ Porotos Verdes
___ Lechuga
___ Cebollinas
___ Jicama
___ Puerros
___ Ñame

___ Mezcla de Ensalada Preparada
___ Verduras Preparadas
___ Verduras Congeladas
   ___ Choclo
   ___ Mezcla para sancocho
   ___ Arvejas
   ___ Mezcla de Verduras

PERISHABLE

Essential Ingredients	Convienient Ingredients

Meats (Lean)

Chicken
___ Whole
___ Breast
___ Thighs
___ Drumsticks

Beef
___ Ground
___ Stew
___ Sirloin Tip
___ Skirt or Flank Steaks
___ Beefsteak
Other varieties: _____
_____

Pork
___ Bacon
___ Chops
___ Ham
___ Loin

Fish
___ Red Snapper
___ Shrimp
Other varieties: _____
_____

Fresh Vegetables

___ Broccoli
___ Cauliflower
___ Cilantro
___ Chayotes
___ Chiles
   ___ Hot
   ___ Sweet
___ Garlic
___ Green Beans
___ Green Onions
___ Jicama
___ Leeks
___ Lettuce
___ Ñame

___ Pre-Cut Salad Mixes
___ Pre-Cut Vegetables
___ Frozen Vegetables
   ___ Corn
   ___ Mixtures for sancocho
   ___ Peas
   ___ Vegetable mixes

PERECEDEROS

Ingredientes Esenciales	Ingredientes de Conveniencia

Verduras Frescas

___ Nopales
___ Cebolla
   ___ Blanca
   ___ Roja
   ___ Amarilla
___ Plátanos verdes
___ Papas
___ Espinaca
___ Zapallo
___ Tomates
___ Tomatillos
___ Yautía
___ Yuca (Cassava)
___ Zapallo Italiano
Otros: _____
_____

Frutas Frescas

___ Manzanas
___ Damascos
___ Bananos
___ Moras
___ Cerezas
___ Guava
___ Limas
___ Limones
___ Mango
___ Melones
   ___ Canteloupe
   ___ Honeydew
   ___ Sandias
___ Naranjas
___ Duraznos
___ Ciruelas/Ciruelas Secas
___ Frambuesas
___ Guanábana
___ Carambola
___ Frutillas

Misceláneas

___ Huevos

PERISHABLE

Essential Ingredients	Convienient Ingredients

Fresh Vegetables *continued*

___ Nopales
___ Onions
   ___ White
   ___ Red
   ___ Yellow
___ Plantains
___ Potatoes
___ Spinach
___ Squash/Pumpkin
___ Tomatoes
___ Tomatillos
___ Yautía
___ Yuca (Cassava)
___ Zucchini
Others: _____
   _____

Fresh Fruits

___ Apples
___ Apricots
___ Bananas
___ Blackberries
___ Cherries
___ Guava
___ Limes
___ Lemons
___ Mango
___ Melons
   ___ Canteloupe
   ___ Honeydew
   ___ Watermelon
___ Oranges
___ Peaches
___ Plums/Prunes
___ Raspberries
___ Soursop
___ Starfruit
___ Strawberries

Miscellaneous

___ Eggs

Tabla de Chiles

El calor del chile es tasado en unidades Scoville, así llamado por el farmacéutico que desarrolló el método. ¡Compruebe el calor de su ají favorito!

Ajís/Pimientos	Unidades Scoville
Pimiento Dulces, Pimientos Bell	0–100
Anaheim, Ancho, Pasilla, New Mexico	1,000–1,500
Cascabel, Rocotillo	1,500–2,500
Poblano	2,500–3,000
Jalapeño, Mirasol, Guajillo	2,500–5,000
Ají Panca	5,000
Serrano	5,000–15,000
Chipotle	10,000
Amarillo	10,000–15,000
Chile de Arbol	15,000–30,000
Ají Norteño	20,000–30,000
Ají, Rocoto, Pequín, Cayenne, Tabasco	30,000–50,000
Chiltepin, Thai	50,000–100,000
Ají Rocoto	60,000–70,000
Habanero	100,000–300,000
Habanero—Red Savina	350,000–577,000

0–5,000:	Suave
5,000–20,000:	Mediano
20,000–70,000:	Caliente
70,000–300,000:	Extremadamente Caliente

Chile Chart

Chiles are rated for hotness in Scoville units, named for the pharmacist who developed the method. Check out the heat of your favorite pepper!

Pepper	Scoville Units
Sweet Peppers, Bell Peppers	0–100
Anaheim, Ancho, Pasilla, New Mexico	1,000–1,500
Cascabel, Rocotillo	1,500–2,500
Poblano	2,500–3,000
Jalapeño, Mirasol, Guajillo	2,500–5,000
Ají Panca	5,000
Serrano	5,000–15,000
Chipotle	10,000
Amarillo	10,000–15,000
Chile de Arbol	15,000–30,000
Ají Norteño	20,000–30,000
Ají, Rocoto, Pequín, Cayenne, Tabasco	30,000–50,000
Chiltepin, Thai	50,000–100,000
Ají Rocoto	60,000–70,000
Habanero	100,000–300,000
Habanero—Red Savina	350,000–577,000

0–5,000:	Mild
5,000–20,000:	Medium
20,000–70,000:	Hot
70,000–300,000:	Extremely Hot

Programa de Paseo

¡Usted no tiene que ser un atleta para beneficiarse de la actividad física diaria! Solamente unos minutos de andar cada día le ayudará a mantener sus niveles de glucosa de sangre estables. ¡Usted se sentirá mejor, mantendrá sus músculos, huesos, y coyunturas sanas, y a lo mejor puede perder peso! Abajo hay un programa de paseo fácil que usted puede encontrar provechoso. Intente este programa 2–3 veces a la semana, y no siga adelante a menos que se sienta cómodo con el modelo semanal. (Consulte con su médico antes de comenzar cualquier programa de ejercicio.)

Semana	WarmUp	Objetivo	Cool Down	Tiempo Total
Semana 1	Paseo Normal: 5 min.	Paseo Enérgico: 5 min.	Paseo Normal: 5 min.	15 min.
Semana 2	Normal: 5 min.	Enérgico: 7 min.	Normal: 5 min.	17 min.
Semana 3	Normal: 5 min.	Enérgico: 9 min.	Normal: 5 min.	19 min.
Semana 4	Normal: 5 min.	Enérgico: 11 min.	Normal: 5 min.	21 min.
Semana 5	Normal: 5 min.	Enérgico: 13 min.	Normal: 5 min.	23 min.
Semana 6	Normal: 5 min.	Enérgico: 15 min.	Normal: 5 min.	25 min.
Semana 7	Normal: 5 min.	Enérgico: 18 min.	Normal: 5 min.	28 min.
Semana 8	Normal: 5 min.	Enérgico: 20 min.	Normal: 5 min.	30 min.
Semana 9	Normal: 5 min.	Enérgico: 23 min.	Normal: 5 min.	33 min.
Semana 10	Normal: 5 min.	Enérgico: 26 min.	Normal: 5 min.	36 min.
Semana 11	Normal: 5 min.	Enérgico: 28 min.	Normal: 5 min.	38 min.
Semana 12	Normal: 5 min.	Enérgico: 30 min.	Normal: 5 min.	40 min.
Semana 13	Gradualmente puede aumentar la caminata enérgica entre 30–60 minutos, 3 a 4 veces a la semana. O, mantenga este nivel de actividad. ¡Recuerde que su objetivo es conseguir los beneficios que usted desea mientras disfruta de la actividad!			

Walking Program

You don't have to be an athlete to benefit from daily physical activity! Just a few minutes of walking each day will help keep your blood glucose levels steady. You'll feel better, keep your muscles, bones, and joints healthy, and you may lose some weight! Below is an easy walking program that you may find helpful. Try this program 2–3 times a week, and feel comfortable with the weekly pattern before moving on to the next pattern. (Consult your doctor before beginning any exercise program.)

Week	Warm Up	Target Zone*	Cool Down	Total Time
Week 1	Normal walk: 5 min.	Brisk walk: 5 min.	Normal walk: 5 min.	15 min.
Week 2	Normal: 5 min.	Brisk: 7 min.	Normal: 5 min.	17 min.
Week 3	Normal: 5 min.	Brisk: 9 min.	Normal: 5 min.	19 min.
Week 4	Normal: 5 min.	Brisk: 11 min.	Normal: 5 min.	21 min.
Week 5	Normal: 5 min.	Brisk: 13 min.	Normal: 5 min.	23 min.
Week 6	Normal: 5 min.	Brisk: 15 min.	Normal: 5 min.	25 min.
Week 7	Normal: 5 min.	Brisk: 18 min.	Normal: 5 min.	28 min.
Week 8	Normal: 5 min.	Brisk: 20 min.	Normal: 5 min.	30 min.
Week 9	Normal: 5 min.	Brisk: 23 min.	Normal: 5 min.	33 min.
Week 10	Normal: 5 min.	Brisk: 26 min.	Normal: 5 min.	36 min.
Week 11	Normal: 5 min.	Brisk: 28 min.	Normal: 5 min.	38 min.
Week 12	Normal: 5 min.	Brisk: 30 min.	Normal: 5 min.	40 min.
Week 13 and on:	Gradually increase your brisk walking time to 30-60 minutes, 3 or 4 times a week, if you wish. Or, maintain this level of activity. Remember that your goal is to get the benefits you want while still enjoying the activity!			

Recursos

American Association of Diabetes Educators
(800) 338-3633 o (312) 424-2426
Internet: http://www.aadenet.org

American Diabetes Association
1-800-DIABETES (800-342-2383)
Internet: http://www.diabetes.org
Consulte la guía telefónica para el
grupo local de la American Diabetes
Association.

Centers for Disease Control
Division of Diabetes Translation
(770) 488-5015
Internet: http://cdc.gov/diabetes

National Council of La Raza Center for Health Promotion
1111 19th St. NW, Suite 1000
Washington, DC 20036
(202) 785-1670

National Diabetes Education Program
(800) 438-5383 o (301) 654-3327
Internet: http://ndep.nih.gov or
http://www.cdc.gov/diabetes or
http://www.ndep.nih.gov

National Institute of Diabetes and Digestive and Kidney Diseases
(800) 438-5383 o (301) 654-3327
Internet: http://www.niddk.nih.gov or
http://www.niddk.nih.gov

National Hispanic Council on Aging
2713 Ontario Road, NW
Washington, DC 20009
(202) 745-2521

Puerto Rican Association of Diabetes Educators
1452 Ashford Ave., Suite 310
San Juan, Puerto Rico 00907
(787) 723-4728

The American Dietetic Association
(800) 745-0775 or (800) 366-1655
Internet: http://www.eatright.org

Resources

American Association of Diabetes Educators
(800) 338-3633 or (312) 424-2426
www.diabeteseducator.org

American Diabetes Association
1-800-DIABETES (800-342-2383)
www.diabetes.org
Check diabetes.org for the local American Diabetes Association chapter.

Centers for Disease Control
Division of Diabetes Translation
www.cdc.gov/diabetes

National Council of La Raza Center for Health Promotion
1111 19th St. NW, Suite 1000
Washington, DC 20036
(202) 785-1670
www.nclr.org

National Diabetes Education Program
(800) 438-5383 or (301) 654-3327
www.ndep.nih.gov

National Institute of Diabetes and Digestive and Kidney Diseases
(800) 438-5383 or (301) 654-3327
www.niddk.nih.gov

National Hispanic Council on Aging
2713 Ontario Road, NW
Washington, DC 20009
(202) 745-2521
www.nhcoa.org

Puerto Rican Association of Diabetes Educators
1452 Ashford Ave., Suite 310
San Juan, Puerto Rico 00907
(787) 723-4728

The American Dietetic Association
(800) 745-0775 or (800) 366-1655
www.eatright.org

Indice/
Index

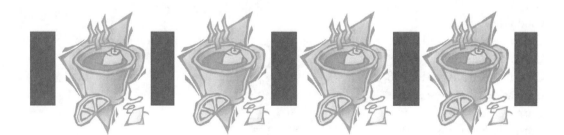

Índice Alfabetico

Alphabetical Index

Índice por Categoría

Subject Index

A

ají chile peppers, 217, 267
Anaheim chile pepper, 29, 33
annatto oil, 267
annatto seeds, 267
apple, 15, 67, 247, 249, 253
apple juice, 15
applesauce, 259
artichoke hearts, 223
asopaos, 81
auyama squash, 267
avocado, 59

B

bacon, 215
banana, 9, 11, 75, 247, 257
banana leaves, 148–149
barley, 13
beans, **207–237**
   black, 113, 115, 215, 229, 233
   Black Beans, 229
   Brown Rice with White Beans, 221
   cultivation, 209
   garbanzo, 148–149, 237
   Garbanzo Beans, 237
   green, 223
   lima, 223
   pink, 227
   Pink Beans, 227
   pinto, 231
   preparation, 209
   Quick Refried Beans, 233
   Refried Pot Beans, 231
   Rice with Black Beans and Bacon, 215
   white, 221, 235
   White Beans with Chorizo, 235
   white navy, 109
beef
   Ajiaco, 107

Beef Broth, 93
Beef Filling, 187
Beef Kabobs, 133
*Beef Soup with Vegetables and Corn
   Dumplings*, 90–91
Beef Stew, 99
broth, 181
Chilean Corn Pie, 192–193
Chipotle Meatballs, 157
Creole Beef, 97
Creole Beef Steak, 131
cube steak, 131
Empanadas Salteña Style, 183
Green Bananas Guanacaste Style, 75
ground, 129, 137, 157, 164–165, 183,
   187, 192–193
Hamburgers, 164–165
Meat Kabob Medley, 135
Meatballs Puebla Style, 129
Quick Galician Stew, 109
ribs, 93
sirloin steak, 97
stew meat, 93, 99, 107, 109
Stuffed Peppers, 137
top sirloin, 133, 135
beets, 63
bell pepper, 31, 45, 61, 77, 131, 135, 137,
   213, 231
berries. *See specific types*
beverages, **1–21**
   Banana Orange Champola, 11
   Fruit Punch, 15
   Iced Tamarind, 19
   Papaya Shake, 7
   Pineapple Cooler, 17
   Sangría, 21
   Slippery Rice and Barley, 13
   sugar, 3
   Yogurt Fruit Shake, 9
bixa seeds, 267
black beans, 113, 115, 215, 229, 233

blueberries, 9
bouillon, 81
bread, 259
broth, 81, 87, 93, 95, 181, 219, 221, 233.
    See also specific types

C

cabbage, 55, 85, 159, 181
cactus leaves. *See* nopales
calabaza squash, 267
capers, 99
capsaicin, 25
carbohydrates, xi, 51, 209
Caribbean ají peppers, 217
carrot, 45, 55, 63, 93
cassava (yuca/yucca), 73, 111, 267
cauliflower, 45, 57
chard, 107
chayote squash, 267
chayotes, 77
cheese
    Mexican-style, 59
    mozarella, 201
    muenster, 105
    parmesan, 71, 73, 103, 196–197
chicken
    broth, 87, 219, 233
    Cabbage Soup, 85
    Caribbean Chicken Stew, 101
    Chicken Breast with Chipotles, 145
    Chicken Broth, 87
    Chicken Filling, 185
    Chicken Hallacas, 148–149
    Chicken in Pepian (Sesame and Pumpkin Seed) Sauce, 152–153
    Chicken with Green Sauce, 155
    Chilean Corn Pie, 192–193
    Grilled Chicken, 161
    Meat Kabob Medley, 135
    Peruvian Chicken Stew, 103
    Plantain Soup, 119
    Quick Galician Stew, 109
    Tamales with Guajillo Chiles, 204–205

chile chart, 281
chile flakes, 25
chile peppers. *See also specific types*
    ají chile peppers, 217, 267
    Anaheim chile pepper, 29, 33
    chipotle chiles, 129, 145, 157, 267
    guajillo chile pepper, 204–205, 269
    habanero chile pepper, 41, 269
    jalapeño pepper, 29, 43, 167, 185
    New Mexican red chiles, 39
    pasilla chile, 39
    preparing, 25
    red chiles, 37
chipotle chiles, 129, 145, 157, 267
chocolate chips, 255
chorizo sausage, 235
cider vinegar, 65
cilantro, 31, 35
cinnamon stick, 13
codfish, 225
cooking methods, xiii
corn, 61
corn cobs, 103, 192–193, 196–197, 199
corn dishes, **171–205**
    Arepas, 201
    Chilean Corn Pie, 192–193
    Corn Bread, 199
    Corn Dumplings with Cheese, 196–197
    easy versions, 173
    Tamales with Guajillo Chiles, 204–205
corn husks, 204–205
corn tortilla, 105, 159
cornmeal, 199, 201
cornmeal, Masarepa, 90–91
cornstarch, 263
cream of tartar, 255
culantro leaves, 267

D

dairy products, xiii
desserts, **239–265**
    Baked Papaya, 249
    Bread Pudding, 259

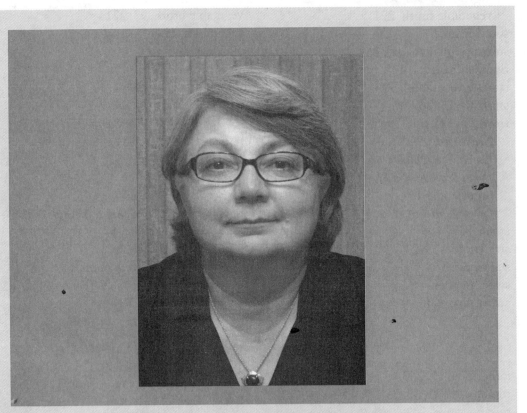

Olga V. Fusté, MS, RD, CD

Professor Emerita, Washington State University, with a full career in food and nutrition education. Engagement in the Latino community, includes forming a network to deal with community problems, health, and education issues. Guest host at local Latino broadcasts. Contributes nutrition articles to Spanish-speaking newspapers.

Profesora emérita, Universidad Estatal de Washington, con una carrera en educación en alimentos y nutrición. Participación en la comunidad Latina através de la creación de una red para trabajar con problemas comunitarios y tópicos de salud y educación. Anfitriona invitada a programs televisados para Latinos. Autora de artículos de nutrición para periódicos en español.